传染病防控期间口腔科护理常规及管理规范

CHUANRANBING FANGKONG QIJIAN

KOUQIANGKE HULI CHANGGUI JI GUANLI GUIFAN

主　编　吴占敖　楼燕凤　朱冬梅　宣志刚
副主编　李　静　宫慧娟　曹　罡　王种德　姜　涛

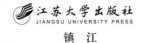

江苏大学出版社
JIANGSU UNIVERSITY PRESS

镇　江

图书在版编目（CIP）数据

传染病防控期间口腔科护理常规及管理规范 / 吴占敖等主编. -- 镇江：江苏大学出版社，2024.1
ISBN 978-7-5684-1935-2

Ⅰ. ①传… Ⅱ. ①吴… Ⅲ. ①口腔科学-护理学-技术操作规程 Ⅳ. ①R473.78-65

中国版本图书馆 CIP 数据核字（2022）第 254700 号

传染病防控期间口腔科护理常规及管理规范

主　编/吴占敖　楼燕凤　朱冬梅　宣志刚
责任编辑/王　晶
出版发行/江苏大学出版社
地　　址/江苏省镇江市京口区学府路 301 号（邮编：212013）
电　　话/0511-84446464（传真）
网　　址/http://press.ujs.edu.cn
排　　版/镇江文苑制版印刷有限责任公司
印　　刷/江苏扬中印刷有限公司
开　　本/890 mm×1 240 mm　1/32
印　　张/7.875
字　　数/224 千字
版　　次/2024 年 1 月第 1 版
印　　次/2024 年 1 月第 1 次印刷
书　　号/ISBN 978-7-5684-1935-2
定　　价/36.00 元

如有印装质量问题请与本社营销部联系（电话：0511-84440882）

本书编委会

主　编　吴占敖　楼燕凤　朱冬梅　宣志刚

副主编　李　静　宫慧娟　曹　罡　王种德
　　　　　姜　涛

参　编　（按姓氏笔画排序）

丁　颖　马玉红　王青尔　王金金

孔晶晶　帅　逸　朱　莹　朱夏芳

刘　芳　许晓惠　严　香　苏连运

杜　瑾　李　艳　李成杰　杨　洋

吴天瑜　应梦玲　张俊红　陈　伟

陈玺雯　邵　靖　范志娣　胡　娟

胡静宁　钮春子　聂则欢　倪　娟（呼吸科）

倪　娟（护理部）　徐　敏　徐金科

盛　楠　程　露　臧　芳　潘　媛

前　言

目前口腔医学的学科越分越细，培养的专业人才技术越来越精湛，口腔护理学也是其分支之一。口腔护理学是以护理学的基本理论和技能操作为基础，集其独有的口腔专业基本理论和技术为一体的实用性护理学科。近年来，随着口腔医疗技术、四手操作护理技术的不断发展，人们的口腔保健意识也在不断增强。口腔护理学作为口腔科护理人员培养中的一门重要课程，是口腔科护理人员了解口腔科基础知识及常见病的预防和护理的重要窗口，构建和完善口腔科护理操作流程及管理规范对培养综合素质较强的口腔科护理工作者十分重要。

传染病的流行会使人民健康和卫生事业受到重大威胁。传染病的防控给口腔科管理和院内交叉感染防护提出了新课题。在口腔诊疗过程中加强管理，切断病毒传播途径，对于有效防控传染病具有重要意义。口腔护理工作者应早预警、早行动，采取果断措施快速精准做好传染病防控期间的应急处置工作。

本书依据国家卫生健康委员会制定的相关规范与要求，结合传染病防控期间医院口腔科患者诊疗情况，介绍了传染病防控期间口腔科门诊护理操作规范、颌面外科病房常见疾病护理常规以及消毒隔离规范，阐述了口腔科临床诊疗防护制度和诊治流程，医务人员个人防护及全员培训、卫生消毒制度，以及分级就诊与口腔临床护理诊疗、预约挂号、急诊处置等口腔科医患防护管理和就诊管理要求和实施方法，以期为传染病防控期间口腔医疗机构护理工作的开展提供参考。

由于编者能力和水平有限，书中难免有不足之处，恳请广大读者给予批评指正。

编者

目录 | CONTENTS

第一章 传染病防控期间口腔门诊预检分诊及就诊流程管理

一、预检分诊的目的及意义

呼吸道传播中的飞沫传播和气溶胶传播是口腔诊疗过程中存在的最主要的风险。由于有些病原菌不会完成粪-口传播循环,但可在消化道特别是口腔存活甚至繁殖,因此在口腔诊疗中具有传播风险。接触传播分为直接接触传播和间接接触传播,它们在口腔诊疗过程中几乎无法避免。因此,口腔医护人员始终面临巨大的感染风险。医院门诊作为医院防治传染病的"第一防线",是接触患者最早、数量最多、范围最广的场所。为科学、规范、有序开展传染病防控工作,减少医院感染的风险,防止传染病蔓延,实施有效的门诊预检分诊非常有必要。预检分诊需要甄别传染病病例,及时发现确诊或疑似病例,有效降低病毒及细菌的传播风险,合理安排患者就诊,提升就诊效率,减少医院感染事件发生,避免交叉感染,切实保障人民群众和医务人员的身体健康和生命安全。

二、预检分诊管理

传染病预检分诊制度是指医疗机构为有效控制传染病散发,防止医疗机构内发生交叉感染,根据《中华人民共和国传染病防治法》的有关规定,对就诊患者预先进行有关传染病方面的甄别、检查与分流制度。预检分诊是及早发现感染源的重要环节,是医院防控病毒传播的第一关口。2003年我国爆发严重急性呼吸综合征（severe acute respiratory syndrome，SARS）以后，很多综合医院设立了发热门诊，并根据原卫生部发布的《医疗机构传染病预检分诊管理办法》开展预检分诊工作，但口腔专科与综合医院其他专科不同，口腔专科预检分诊流程与标准流程相比具有明显的专科特点。

（一）预检分诊前准备

1. 环境准备

预检分诊台设立在门口的位置，相对独立，通风良好，标识醒目，能够有效地引导患者来此就诊。配置完善的分诊叫号系统及语音宣教内容，不定期播放各类传染病相关知识及就诊注意事项。设置三通道放行制度，三通道即发热患者专用通道、正常就诊患者通道、医务人员专用通道。

2. 物资保障

预检分诊台配备非接触红外线体温枪、一次性医用外科口罩、医疗废物桶、指脉血氧饱和度仪、手消毒剂。台面摆放发热人员登记本，登记本内容包含姓名、性别、年龄、住址、症状、流行病史以及去向，其中，性别和流行病史以打"√"的方式填写，加快登记速度。在医院入口处张贴就诊须知、就诊流程。

3. 预检分诊人员防护

（1）工作服。

（2）医用圆帽：保护头部免受粉尘、微生物、气溶胶等污染。

（3）医用外科口罩：阻隔血液、体液和飞沫传播。

（4）护目镜/面罩：防止飞沫污染。

（5）医用检查手套：阻止病原体通过医务人员手传播和污染其他物品。

（二）预检分诊具体工作

1. 岗位职责

（1）上岗人员必须熟悉并履行预检分诊点工作制度、流程及要求。

（2）上岗人员着装整齐，使用文明用语，戴一次性帽子、口罩、手套。

（3）各班提前 10 min 到岗，交接用物并签字确认，用物包括体温枪、温度计、检查点各类物资，等等。每一班做好各类消毒工作及记录；接触患者用物后及时进行手消毒，戴手套不能代替手消毒。

（4）预检分诊要求做到"一看二验和三测：一看是否为患者本人实名制挂号就诊；二验传染病检测阴性报告；三测体温，体温超过 37.3 ℃的，由专人送往发热门诊。对检查出的体温有疑问时用体温计复测。

（5）住院患者查验流程及要求：验陪护证—验患者腕带—验检查单等有效凭证。

（6）每个预检分诊点的防护用品均按双人配备，由门诊部一次性交给白班工作人员，班班交接使用。若因物资短缺而影响下一班工作人员的工作，则由当班人员负责。

（7）坚守岗位，不得脱岗、串岗、空岗、迟到、早退。

（8）每班工作结束前做好本岗位物品的清点、整理工作，认真做好交接班记录。

2. 患者管理

（1）传染病防控期间，各级医疗机构的就诊流程时有变化。出于传染病防控的需要，口腔科门诊有时需要暂时停诊，患者来院必须出示传染病检测阴性报告，进行测温、预检分诊等，住院患者的探视、陪护制度也更加严格。面对这些情况，医院应以患者为中心，充分考虑到就诊流程变化和管控措施可能对患者的就医带来的影响，通过各种媒介，第一时间向患者披露相关信息，避免因为信息不对称而使患者产生不良情绪。通过微信公众号等新媒体及时发布医院门诊、急诊、住院最新就诊须知、传染病防控期间门诊暂停部分诊疗工作的通知，贴心服务患者。同时，及时发布医院的创新服务举措。

（2）患者应按就诊当日预约时段来院取号就诊，无须提前到院候诊。

（3）患者进入院区需全程正确佩戴无呼吸阀口罩，保持1 m距离排队进入大楼并主动配合测温及流行病史调查。

（4）来自疫区的患者主动向所在单位、社区或入住酒店报告。主动提供48 h内传染病检测阴性报告（以采样时间为准）。

（5）所有来院人员规范佩戴口罩，如非治疗及检查需要，请勿摘下口罩，使用过的口罩应投入黄色医疗垃圾桶内。遵守"一医一患一诊室"，行动不便的患者可由一名家属陪同。就诊结束后尽快离开，不要在医院内停留。

（6）进入院区后，若咳嗽、打喷嚏应注意遮挡。做好手部卫生，尽量避免接触公共物体表面，若不得不接触应及时洗手。候诊时与他人保持距离，间隔就座，避免饮食。尽量选择自动扶梯或楼梯，若乘坐轿厢电梯，应分散乘梯，避免电梯内同行人过多。

（7）若传染病检测报告异常，应至定点医院就诊。若传染病检测报告正常，预检分诊后，有相应症状且无传染病检测阴性报告者，门诊完善常规传染病检测后正常就诊；急诊轻症患者闭环至留观病房、急症收抢救室，快速和常规传染病检测同步进行，快检阴性结果出具后在做好防护措施的前提下，避开人流错峰就诊，常规检测阴性后，正常就诊。

（三）三级预检分诊流程。

三级预检分诊流程见图1-1。

（四）预检分诊方法

1. 手消毒

指导患者取快速手消毒液采用"七步洗手法"消毒双手。

2. 体温测量

通常采用额温计快速检测体温，登记实际测得的体温。由于额温计和体表温度都容易受到环境温度的影响，导致测量温度不准确，因此采取以下做法：

（1）体温计定期由厂家进行校验。

（2）每天预检分诊开始前，先测量当天分诊护士额部体温，将其体温作为基准参考温度，出现体温高于基准温度15%（接近37 ℃）者，则用水银体温计复测体温。

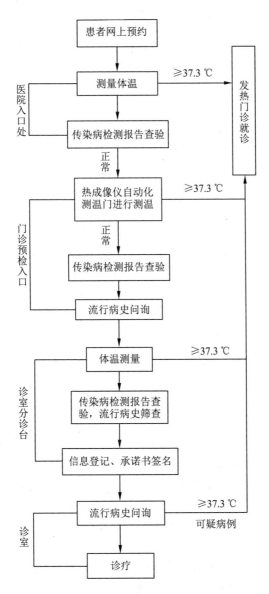

图 1-1　三级预检分诊流程图

（3）每次同时测量患者额部和前臂温度。

（4）正确测量体温。额温计对准眉心，不要紧贴皮肤，保持 3 cm 以内的有效距离；从室外进入室内，额头温度会有暂时性变化，初筛不符合正常体温范围者应在室内停留 5 min 后再进行复测。

（5）保持额温计探头清洁并定期消毒，以免影响测量准确度和导致交叉感染。

3. 询问流行病史

流行病史是传染病诊断的关键，应询问就诊患者以及陪同人员的流行病史。流行病史包括近 7 天内有无疫区旅居史，以及与疫区返回人员接触史，与传染病检测阳性病例、疑似病例、无症状感染病例的密切接触史，家庭或单位聚集性发病史。应在就诊登记本上登记患者的详细信息，包括患者的姓名、年龄、联系电话、身份证号码、住址（要详细到门牌号）及流行病史。患者签署《门诊患者流行病学确认书》，避免隐瞒、遗漏流行病史的情况发生。门诊各诊室医生再次询问就诊患者的流行病史，排查患者因就诊心切而隐瞒真实行程和症状的情况。

4. 判断是否属于口腔急症范畴

口腔急诊包括剧烈牙痛（包括急性牙髓炎、根尖周炎等）、口腔出血、口腔各类感染、牙外伤、口腔颌面创伤和颞下颌关节脱位，并增加如下类别：正畸托槽脱落、修复体脱落、手术后预约复查及其他虽不属于急症范畴但影响后期治疗质量且无须进行喷溅性操作的病症。因此，口腔预检分诊护士需熟悉口腔全科疾病的临床症状，掌握口腔急症范畴。

5. 诊疗区域划分

（1）对于无发热、呼吸道症状且无流行病史者，指导其填写并携带"流行病史问卷"就诊。

（2）对于无发热和呼吸道症状、有流行病史、不符合口腔急症范畴者，让其进行传染病检测，择期进行口腔治疗。

（3）对于有发热等相关症状和体征且无流行病史者，指导其到发热门诊就诊。对于急症患者或确实需要立即处置的患者，做好防护安排救治，登记医、护、患三方信息；救治完成后进行传染病检测，采取终末消毒措施。

（4）对于有发热等相关症状和体征且有流行病史者，安排单独隔离间，立即就地隔离，嘱患者及其家属佩戴医用外科口罩，立即报告医院防控部门，对分诊台进行终末消毒。

三、工作人员健康检测

口腔门诊工作人员按工作岗位可分为诊疗护理类、药剂设备类、影像检验类、挂号收费类、保洁消毒类、安全保卫类等；而按照患者就诊流程的职能分区，又可分为预检登记区人员、接诊分诊区人员、诊疗区人员等。每类人员工作必须专业化，保证工作内容和工作区域固定化，采用分级防护制度。为了避免院内交叉感染，所有门诊工作人员工作前必须进行体温检测（≤37.3 ℃），审核工作身份和时效，明确无流行病史患者接触史和无居住地传染病流行情况后，方可进入医院工作区。医院员工健康监测管理平台，自上而下，做到层层把控，不漏一人，遵循精细化管理原则，保护易感人群，最大限度减少院内交叉感染事件。工作人员每天上班时按要求进行传染病排查，并及时上报，确保无漏报、迟报、错报、瞒报现象。由院医教处组织工作人员的岗前培训，确保每位工作人员熟知岗位职责、区域、工作流程、感控相关内容，以及与上一班交接的相关事宜等。工作人员按标准领取各级防护物资后，从医用专用通道进入各自工作岗位。

四、消毒隔离

每天上午下班和下午下班时，守班护士均要用消毒湿巾擦拭诊室门把手、电话、电源开关、鼠标；每天更换电脑键盘覆膜2次；每间诊室及分诊台均放置速干手消毒液，放置位置符合要求，方便随时使用；水银体温计用清水冲洗干净后用75%酒精浸泡30 min，将体温计甩至35 ℃以下，晾干后放入清洁容器中备用；体温枪每隔2 h用75%酒精棉球擦拭，如不慎接触患者身体，要立即消毒；大厅候诊椅及地面每天用有效氯为500~1000 mg/L的消毒液擦拭，待 30 min 后再用清水擦拭和拖拭，每6 h 一次，不留死角，遇有污染时立即消毒。被患者体液、血液、排泄物、分泌物等污染的环境表面，先用可吸附的材料将其清除，再用有效氯为1000 mg/L的消毒液消毒。

口罩、帽子选择合适，佩戴正确；防护面屏、护目镜、手套使用规范；洗手指征执行到位，洗手方法正确；隔离衣、防护服使用及穿脱方法正确；保持诊室通风，确保医务人员的自身安全。检查物品及隔离衣均严格按照消毒规范处理，废弃物按照医疗废物要求处置。护士每天按医院要求填写《临床科室医院感染监控手册》《入口登记处消毒处理记录本》和《物体表面、仪器设备及环境清洁消毒登记表》。

五、健康教育

口腔健康已经得到越来越多人的重视，但我国口腔疾病的患病率和发病率仍然较高，因此，养成良好的口腔卫生习惯及树立正确的诊疗意识尤为重要。由于很多传染病具有人群普遍易感的特性，因而做好个人防护是最切实可行的方法。分诊人员除做好基本分诊工作外，普及疾病知识也是工作中不可或缺的一部分。通过口头宣传、门诊大厅播放预防传染病的相关卫生知识，如七步洗手法、如何正确佩戴口罩、口罩更换时机、如何正确咳嗽及打喷嚏等；分诊、导诊人员发放简单易懂的宣传材料；张贴传染病防控期间就医正确防护的海报等健康教育形式，使患者掌握关于预防疾病的卫生知识。强调手卫生、间隔就座、正确选择及佩戴口罩的重要性，宣传内容通俗易懂、易于接受，同时做好患者的心理护理，减少恐慌，理智防护。进行口腔健康宣教，发放口腔卫生宣传手册，指导患者掌握Bass刷牙法，了解正确刷牙的频次、时间和时长、如何选择牙刷和牙膏，以及更换牙刷的时间等。口腔科门诊候诊室及走廊上张贴关于牙齿缺失、牙周病、龋齿等口腔疾病病因及治疗方法的海报。医院构建多维立体的自有宣传载体，除了传统的院报、官网之外，还包括短视频平台、微信公众号等新媒体。

第二节　就诊流程管理

传染病防控期间居家隔离和心理压力等因素可造成口腔疾病患者出现急性疼痛等症状，对口腔诊疗需求极为迫切。口腔诊疗过程中由于就诊人员众多、体液飞溅形成气溶胶以及医患人员距离近等事件，更易造成传染病的传播。因此，为了既防止院内聚集交叉感染事件发生，又为口腔疾病患者祛除病痛，必须依据国家相关防控要求，制定一套安全、有效、细致的口腔门诊流程管理规则。

一、诊疗过程

1. 分诊挂号

全面实行预约就诊、分时段就诊，预约和就诊均需实名制，患者应提供正确的姓名、有效身份证件、手机号码等信息。

2. 待诊

患者待诊区应空间宽敞、自然通风良好，配备循环空气消毒机。要求患者间隔有序就座（>1 m），佩戴口罩，禁止在待诊区随意活动。

3. 诊疗区划分

在普通诊疗区入口处设置隔离带，隔离带距离诊疗单元大于 5 m。普通诊疗区由若干诊疗单元组成，尽量设为独立隔离诊室，并只能进行非喷溅治疗。如诊疗区为物理隔断的平层诊室，则划分明确的独立诊疗单元。通常由 4 张以上有物理隔断的牙科综合治疗椅组成一个诊疗单元，设置单独诊疗通道、诊治椅位、缓冲椅位、宣教椅位和急救椅位，物理隔断最小高度应不低于1800 mm。每个诊疗单元配备 1 名医生、1 名诊疗配合护士和 1 名感控护士。各诊疗单元之间的公共区域，依据面积配备若干巡回护士、保洁人员等。数字化牙片检查单元可设置在普通诊疗区内，其余影像学检查、检验应在影像科和检验科进行。独立的喷溅治疗区应设置在普通诊疗区远端，所有喷溅治疗应在喷溅治疗室完成。

4. 专科接诊

再次完成对患者的流行病史问询。再次测量患者体温，评估患者的感染风险与病情危重程度。在病历中完整记录流行病史问询结果，然后完成各科患者就诊登记表填写。护士指导患者佩戴防护帽和防护鞋套。接诊医生询问患者病史，进行专科检查，如需辅助检查，开具检查单。诊疗配合护士指导患者采用自助缴费方式支付检查费用，而后引导患者进入检查区进行相应的影像学检查及检验。医生依据各项检查结果，给予专科诊断和治疗建议。

5. 分区治疗

专科诊断后明确治疗计划并告知患者，患者签署知情同意书后进行治疗。非喷溅治疗患者在原普通诊疗单元内的诊治椅位进行治疗；需喷溅治疗患者由诊疗配合护士引导至喷溅治疗区，转交喷溅治疗区的医护人员进行治疗。治疗结束后将患者转至原普通诊疗单元内的宣教椅位，接诊医生完成病历填写，告知患者术后医嘱以及传染病防控期间口腔卫生防护知识，依据病情开具处方药，告知患者预约流程，原则上传染病防控期间不安排复诊。指导患者完成诊疗自助缴费，离开诊疗单元。

二、诊疗后

患者离开普通诊疗区前去除头帽、鞋套等防护用品，佩戴口罩进入医疗公共区域。患者自行缴费，前往药房取药，门诊部前台开具诊断证明。要求患者离院时再次进行手消毒。

感控护士对诊疗单元的诊疗物资和空间进行分类消毒处理和环境管理。诊疗单元清理消毒至少 10 min 后方可再接诊患者。普通诊疗区要求每天进行 2 次空间消毒。

三、术后回访

诊疗结束当日、次日、第 7 天、第 14 天，护士通过电话回访，询问患者治疗效果和病情状况；询问患者及陪同人员有无发烧及咳嗽等症状，若有，询问患者及陪同人员是否去过政府定点医疗机构就诊以及其他诊疗情况；建议患者如出现不适，及时告知。

第二章 传染病防控期间
术前准备及术后处置

第一节 术前准备

（一）防护物品准备

准备口罩（医用 N95 口罩、医用外科口罩）、防护服、隔离衣、防护面屏、护目镜、一次性工作帽、一次性乳胶手套、一次性鞋套等物品，为患者治疗时突发情况，也为医护人员诊疗过程中出现污染、破损等异常状况做好准备。

（二）医护准备

准备参与操作的医护人员按照三级防护要求，在诊疗过程中应严格遵循"两前三后"（接触患者前，无菌操作前，直接接触患者后，接触患者周围环境及物品后，接触患者黏膜、破损皮肤或伤口、血液、体液、分泌物、排泄物后）的手卫生原则，做好诊间洗手工作。

（三）患者准备

对患者进行分流，指导患者执行手卫生。在患者进入诊疗区域前指导患者快速手消毒，限制陪护人员人数，营造良好的诊疗环境。对于确需开展喷溅治疗的患者，开展治疗前护士再次筛查患者体温、症状及流行病史，详细记录医、护、患信息及诊疗时间与治疗项目，以便追溯。在牙科治疗前，应该提倡患者刷牙漱口，清洁口腔，做好诊前准备。患者穿戴一次性圆帽、口罩、鞋套后进入诊室。

（四）环境准备

诊室应保持空气流通，定时通风，早中晚各一次，每次30 min，使用空气消毒机；限制相关人员进出，尽量做到"一患一诊一医一护";在治疗过程可能污染到的设备部位粘贴防护膜;治疗用物需准备齐全,避免治疗过程中因再次拿取用物而造成污染。

第二节 术后处置

(一)治疗后患者处理

取下患者的护目镜,协助患者清洁面部,整理容貌;将牙椅调到直立位置,让患者静坐 1~2 min,防止患者因仰卧时间太长而感到头晕。

(二)治疗后医务人员处理

在诊室内按标准流程脱下一次性防护服或隔离衣扔至黄色医疗垃圾桶内。使用速干手消毒液进行手卫生消毒。

(三)治疗后器械处理

患者迅速离开诊室后,诊室巡回护士更换手套,首先用75%酒精对所用器材以及高速牙科手机进行喷洒消毒,将可复用的器械放入指定污染器械盒内。然后将检查盘、取下的防护膜等放入黄色医疗垃圾桶,镊子及其他锐器(钻针、K针、刀片、注射器针头)放入装有消毒液的锐器盒。用75%酒精喷洒消毒面罩,然后用清水冲洗。将显微镜各轴臂归位,移至相应区域,关闭电源,锁死轴轮,进行保养维护。将护目镜及面罩完全置于有效氯为 500~1000 mg/L 的含氯消毒液桶中,30 min后用清水清洗并晾干备用。

(四)术区环境处理

椅位护士洗手、更换手套后立即用75%酒精喷洒消毒牙椅、工作台面,然后再用消毒湿纸巾擦拭或用有效氯为 500~1000 mg/L的含氯消毒液进行清洁消毒。半小时后用清水擦拭干净。诊室地面应保持清洁、干燥,每日使用含氯消毒液(有效氯为 500 mg/L)拖地至少 3 次。患者使用的痰盂及吸唾导管都需要及时消毒(消毒液的有效氯为 1000 mg/L),保持吸唾导管通畅。开窗通风 30 min,在无人状态下打开紫外线消毒灯,消毒 30 min。

（五）医疗废物的处理

严格遵循医疗废物管理相关规定，做好医疗废物分类管理。重复使用的污染器械，应浸泡在盛放消毒液的容器内，并做好标识。所有一次性医疗物品均按感染性废弃物处理，加强医疗废物规范管理，防止疾病传播和环境污染，同时预防和控制医院感染。

（六）终末处理

弃去手套、口罩，洗手或快速手消毒，启动空气消毒机对术区空气进行即刻消毒。

第三章 传染病防控期间
牙体牙髓科常见疾病护理常规

第一节 复合树脂修复术的护理常规

一、概述

复合树脂修复术是通过酸蚀缺损牙体的表面，并使用粘接技术使复合树脂修复体固位于牙体缺损部位的一项技术。

二、适应证

（1）牙体组织缺损的修复。

（2）前牙形态异常的改形修复。

三、护理评估

（1）完成对患者的流行病史问询。

（2）测量患者体温，评估患者的感染风险与病情危重程度。

（3）在病历中完整记录流行病史问询结果，然后完成"牙体牙髓科患者就诊登记表"填写。

（4）了解患者的全身健康情况，包括一般情况、系统疾病、健康史、过敏史、月经史（女性）、医牙史、进食和睡眠状况等。

（5）评估患者的口腔卫生情况及对口腔保健常识的知晓情况。

（6）了解并观察患者的局部症状和体征，如有无疼痛及疼痛性质，有无局部肿胀、溃疡等。

（7）评估患者的心理及精神状况。口腔黏膜充血水肿影响患者进食，且反复发作不愈，故患者可能会表现出烦躁不安、焦虑、悲观等情绪。

（8）评估患者是否了解牙髓炎的治疗方法、预后、并发症、治疗费用，是否掌握配合治疗的方法。

四、护理配合流程

（一）物品准备

一次性口腔检查盘、棉卷、吸唾管、吸唾器、三用枪、护目镜、一次性漱口杯、凡士林油、棉签、麻醉药、麻醉药枪、表麻膏、碘伏、一次性针头、橡皮障布、打孔器、橡皮障架、橡皮障夹、橡皮障钳、橡皮障定位打孔模板、橡皮嘴固定带、牙线、封闭剂、剪刀、开口器、高速及低速牙科弯手机、车针、挖匙器、水门汀充填器、光敏雕刻刀、楔子、成形片、成形片夹、帕拉垫钳子、帕拉垫片、帕拉垫夹、Dycal 充填器、保护镜、光固化灯、酸蚀剂、小刷子、粘接剂、聚酯薄膜、光敏材料、比色板、咬合纸、矽粒子、橡皮轮、抛光钻、间隙抛光条。

（二）操作过程配合

（1）指导患者签署牙体牙髓知情同意书并记录体温，根据医嘱选择患者所需治疗项目。

（2）引导患者上椅位、系好胸巾，备好检查盘及水杯，并指导患者用漱口液（传染病防控期间用 10 mL 5%碘伏和 30 mL 0.9%氯化钠的混合液）漱口，含漱三次，每次至少持续 1 min，按治疗需要调节椅位及灯光。

（3）安装强吸唾管，检查盘、用物摆放到位。

（4）对于需使用牙科手机操作钻牙的患者，医护双人核对患牙，待医生注射麻醉药后，询问患者是否有头晕、心慌等不适，若无不适则嘱患者放松休息，若有不适则立即放平椅位并通知医生。

（5）协助医生安装橡皮防水障，保证橡皮障布挡住患者整个口腔和鼻孔，术区橡皮障布和患牙分别用碘伏、75%酒精各消毒 1~2 min。

（6）用蘸有凡士林油的棉签润滑患者口角，安装高速车针、低速球钻。医生脚踏牙科手机 30 s，备洞去腐，同时护士左手持三用枪、右手持吸唾器进行操作区和咽喉区吸唾，向医生传递挖器。

（7）向医生传递比色板，关闭灯光，选择树脂颜色。

（8）向医生传递棉卷隔湿，传递成形片、成形片夹，待医生安装成形片夹后，再传递楔子给医生，根据患者病情传递 Dycal 充填器、DMG 或 Dycal 进行垫底盖髓，用光固化灯照充填物 20 s。

（9）医生用棉卷隔湿，护士用小刷子蘸适量粘接剂递送医生，医生在牙面上涂粘接剂，护士将光固化灯递给医生，医生用光固化灯照射牙面 20 s，同时护士嘱患者闭眼（或戴保护镜），用吸唾器吸出口腔内唾液，传递充填材料，光固化灯照充填材料 20 s 后，将探针传递给医生以清理充填牙齿边缘多余的粘接剂。

（10）安装金刚砂车针、矽粒子，传递咬合纸，医生为患者调殆抛光。

（11）在整个诊疗过程中，采用四手操作与医生密切配合。协助医生调节灯光以保持视野清晰，同时观察术中患者的反应，及时向医生反馈。注意及时吸唾，并使用强吸，同时配合医生吸走钻牙过程中出现的粉尘、碎屑，切忌忙中出错，避免造成不必要的职业暴露。

五、护理要点

（1）指导患者在治疗过程中不要用口呼吸，避免误吞冲洗液、碎屑及细小治疗器械。

（2）治疗过程中指导患者不能随意转动头部，以防意外伤及口腔和面部组织。

（3）选择不同的毛刷分别蘸取处理液和粘接剂。

（4）根据洞形取适量充填材料于玻璃板上，分次传递，注意避光。

（5）传递光固化灯时注意调节灯头的方向。

六、健康教育

（1）牙齿不适的处理方法：向患者说明治疗结束后如出现牙齿轻度不适，可能是牙齿对光固化材料轻度敏感，一般不适情况会在治疗后 2~3 天消失。如出现较明显的不适，应及时回院复诊。

（2）饮食指导：治疗后嘱患者可进食，但应避免以患牙咀嚼硬物，避免进食过冷或过热等刺激性食物。注意口腔卫生，进食后应漱口，保持口腔清洁。

（3）向患者说明一段时间后充填材料可能会变色。

第二节　牙髓失活术的护理常规

一、概述

牙髓失活术是用化学药物制剂覆盖牙髓创面，使牙髓组织慢性坏死、失去活力的一种方法。失活术多用于去髓治疗中麻醉效果不佳或对麻醉剂过敏的患者，失活剂大多采用多聚甲醛或者金属砷（因副作用较多，在临床上较少采用）。多聚甲醛又分为多聚甲醛失活剂与多聚甲醛凝固蛋白。多聚甲醛失活剂作用于牙髓使血管的平滑肌麻痹，血管扩张形成血栓引起血运障碍，使牙髓坏死。多聚甲醛凝固蛋白可使坏死牙髓组织无菌性地干化。多聚甲醛失活剂的封药时间多为两周。需要注意的是，邻面龋坏时，若失活剂接触到牙龈，则会损伤牙龈甚至牙槽骨，造成不良后果。

二、适应证

牙髓炎、根尖周病等。

三、护理评估

（1）完成对患者的流行病史问询。

（2）测量患者体温，评估患者的感染风险与病情危重程度。

（3）在病历中完整记录流行病史问询结果，然后完成"牙体牙髓科患者就诊登记表"填写。

（4）了解患者的全身健康情况，包括一般情况、系统疾病、健康史、过敏史、月经史（女性）、医牙史、进食和睡眠状况等。

（5）评估患者的口腔卫生情况及对口腔保健常识的知晓情况。

（6）了解并观察患者的局部症状和体征，包括患牙的状况，疼痛性质，有无局部肿胀、溃疡等。

（7）评估患者的心理及精神状况，如患者是否有不良心理反应，对牙齿疾病治疗的心理状态、配合度、依从性。

（8）评估患者是否了解患牙的治疗意义、治疗时间、治疗方法、预后和治疗费用。

（9）辅助检查

① X 线检查：协助了解髓腔形态、根尖周病变的范围以及根管治疗情况等。

② 实验室检查：如血常规、凝血功能等，为根尖周疾病治疗提供依据。

四、护理配合流程

（一）物品准备

一次性口腔检查盘、高速牙科手机、钻针、无砷失活剂、局部麻醉药阿替卡因肾上腺素、无针注射推进器及针头、暂封王、樟脑苯酚或丁香酚小棉球、一次性吸唾管、一次性漱口杯。

（二）操作过程配合

（1）指导患者签署牙体牙髓知情同意书并记录体温，根据医嘱选择患者所需治疗项目。

（2）引导患者上椅位、系好胸巾，备好检查盘及水杯，并指导患者用漱口液（传染病防控期间用 10 mL 5%碘伏和 30 mL 0.9%氯化钠的混合液）漱口，含漱三次，每次至少持续 1 min，按治疗需要调节椅位及灯光。

（3）安装强吸唾管，检查盘、用物摆放到位。

（4）对于需使用牙科手机操作钻牙的患者，医护双人核对患牙，待医生注射麻醉药后，询问患者是否有头晕、心慌等不适，若无不适则嘱患者放松休息，若有不适则立即放平椅位并通知医生。

（5）协助医生安装橡皮防水障，保证橡皮障布挡住患者整个口腔和鼻孔，术区橡皮障布和患牙分别用碘伏、75%酒精各消毒 1~2 min。

（6）开髓：将安装好钻针的牙科手机递予医生，及时用吸唾器吸出患者口腔内唾液，保持术野清晰。

（7）封失活剂：待隔湿后，将失活剂递予医生取用，用镊子将樟脑苯酚或丁香酚小棉球递予医生。

（8）递暂封王或氧化锌水门汀给医生暂封，递湿小棉球给医生修整材料并塑形。

（9）在整个诊疗过程中，采用四手操作与医生密切配合。协助医生调节灯光以保持视野清晰，同时观察术中患者的反应，及时向医生反馈。注意及时吸唾，并使用强吸，同时配合医生吸走钻牙过程中出现的粉尘、碎屑，切忌忙中出错，避免造成不必要的职业暴露。

五、护理要点

（1）指导患者在治疗中用鼻呼吸，避免误吞冲洗液及细小治疗器械。

（2）嘱患者如有不适举左手示意，在治疗过程中不能随意讲话及转动头部和躯干，以防意外伤及口腔和面部组织。

（3）嘱患者局部麻醉后如有不适则及时告知。

六、健康教育

（1）告知患者术后仍有不同程度的疼痛，轻度不适会在治疗后2~3天消失，如出现肿胀或疼痛持续，应及时联系医生或复诊。

（2）告知患者如果暂封材料少量掉落可不予处理，整个掉落应及时就诊。

（3）嘱患者术后2 h内避免咀嚼，尽量避免患侧咀嚼，使患牙及颞颌关节适当休息。避免进食过热、过冷等刺激性食物。

（4）嘱患者注意保持口腔清洁，刷牙时避开患牙。

（5）嘱患者2周后复诊。

第三节　根管预备的护理常规

一、概述

根管预备是指将根管内细菌侵袭的部分通过器械完全清除，使根管呈现比较自然标准的形态，便于后期用热牙胶进行充填。

二、适应证

牙髓炎、根尖周病等。

三、护理评估

（1）完成对患者的流行病史问询。

（2）测量患者体温，评估患者的感染风险与病情危重程度。

（3）在病历中完整记录流行病史问询结果，然后完成"牙体牙髓科患者就诊登记表"填写。

（4）了解患者的全身健康情况，包括一般情况、系统疾病、健康史、过敏史、月经史（女性）、医牙史、进食和睡眠状况等。

（5）评估患者的口腔卫生情况及对口腔保健常识的知晓

情况。

（6）了解并观察患者的局部症状和体征，包括患牙的状况，疼痛性质，有无局部肿胀、溃疡等。

（7）评估患者的心理及精神状况，如患者是否有不良心理反应，对牙齿疾病治疗的心理状态、配合度、依从性。

（8）评估患者是否了解患牙的治疗意义、治疗时间、治疗方法、预后和治疗费用。

（9）辅助检查

① X 线检查：协助了解髓腔形态、根尖周病变的范围以及根管治疗情况等。

② 实验室检查：如血常规、凝血功能等，为根尖周疾病治疗提供依据。

四、护理配合流程

（一）物品准备

一次性口腔检查盘、水门汀充填器、低速牙科手机、高速牙科手机、高速和低速球钻、裂钻、扩大针、根管治疗仪、根管测量仪、根测套装、测量尺、干棉球、酒精棉球、一次性冲洗注射器、橡皮障、锐利挖器、EDTA 溶剂、K 锉、刀片、碘伏或 75% 酒精、生理盐水、3% 过氧化氢溶液、0.5%~5.25% 次氯酸钠溶液、根管上药 ［樟脑苯酚（CP）、vitapex、氢氧化钙等］、吸潮纸尖、暂封材料（氧化锌）、一次性吸唾管、一次性漱口杯。

（二）操作过程配合

（1）指导患者签署牙体牙髓知情同意书并记录体温，根据医嘱选择患者所需治疗项目。

（2）引导患者上椅位、系好胸巾，备好检查盘及水杯，并指导患者用漱口液（传染病防控期间用 10 mL 5% 碘伏和 30 mL 0.9% 氯化钠的混合液）漱口，含漱三次，每次至少持续 1 min，按治疗需要调节椅位及灯光。

（3）安装强吸唾管，检查盘、用物摆放到位。

（4）对于需使用牙科手机操作钻牙的患者，医护双人核对患牙，待医生注射麻醉药后，询问患者是否有头晕、心慌等不适，若无不适则嘱患者放松休息，若有不适则立即放平椅位并通知医生。

（5）协助医生安装橡皮防水障，保证橡皮障布挡住患者整个口腔和鼻孔，术区橡皮障布和患牙分别用碘伏、75%酒精各消毒 1~2 min。

（6）将扩大针递给医生以疏通根管，用一次性冲洗注射器抽好 3% 过氧化氢溶液或 2.5% 次氯酸钠配合生理盐水，递给医生进行交替冲洗，每更换一次不同型号的根管器械都需要进行交替冲洗，及时吸唾。

（7）根管较细小难以操作时，递给医生 10% EDTA 辅助疏通、润滑根管。

（8）准备好根管测量仪并安好测量弯钩，准备测量尺，协助医生测量根管工作长度，根据根管锉工作长度做好标记并按根管锉的锥度大小顺序将其排放在治疗盘中。

（9）协助医生将测量好工作长度的镍钛根管锉装上减速手机。06，04，02 等表示镍钛根管锉的锥度，数字越大，表示锉的锥度越大；20#，25#，30# 等为镍钛根管锉的型号，数字越大，表示锉的直径越大。

（10）根管预备完成后，用生理盐水冲洗根管，尽量冲净根管内的碎屑。

（11）将吸潮纸尖递给医生用于擦干根管，在低速牙科手机上安装螺旋充填器，将适量根管消毒剂置于调拌板上递给医生。

（12）根据患者牙缺损大小，用水门汀充填器取适量暂封材料递给医生暂封，嘱患者 1 周后复诊。

（13）在整个诊疗过程中，采用四手操作与医生密切配合。协助医生调节灯光以保持视野清晰，同时观察术中患者的反应，及时向医生反馈。注意及时吸唾，并使用强吸，同时配合医生吸走钻牙过程中出现的粉尘、碎屑，切忌忙中出错，避免造成不必要的职业暴露。

五、护理要点

（1）向患者介绍有关根管治疗的步骤、治疗时间、预后、并发症，注意及时修正患者期望过高的要求。

（2）指导患者在治疗过程中不要用口呼吸，避免误吞冲洗液、碎屑及细小治疗器械，保持视野清晰、干燥。嘱患者治疗过程中如有不适举左手示意，不能随意讲话及转动头部和躯干，以防意外伤及口腔和面部组织。

（3）指导患者术中使用开口器，减轻疲劳，防止颞下颌关节功能紊乱。

六、健康教育

（1）告知患者治疗结束后出现的轻微疼痛、肿胀是根管治疗最常见的并发症；如有重度疼痛、肿胀情况发生，应及时复诊。

（2）嘱患者治疗后 2 h 内尽量避免咀嚼，避免患牙咬过硬的食物造成牙齿折裂；让患牙及颞颌关节适当休息。

（3）避免进食过热、过冷等刺激性食物；注意保持口腔卫生，进食后应漱口、刷牙。

第四节　根管充填的护理常规

一、概述

根管充填是通过向根管中填入牙胶和根管封闭剂来实现对已清理和成型的根管系统的严密充填。牙胶为充填根管的主体部分，根管封闭剂用来充填根管壁和固体充填材料（牙胶）之间的缝隙以及侧副根管、根尖峡部及不规则的根管。根管充填技术分为很多种，临床上常用的是冷牙胶侧方加压根管充填技术，其次为热牙胶垂直加压根管充填技术。

二、适应证

（1）牙髓病：不可复性牙髓炎、牙髓坏死、牙髓钙化、牙根内吸收。

（2）根尖周病：急性根尖周炎、慢性根尖周炎。

（3）牙髓-牙周联合病变。

（4）意向性牙髓摘除：因特殊需要而摘除牙髓的患牙。

三、护理评估

（1）完成对患者的流行病史问询。

（2）测量患者体温，评估患者的感染风险与病情危重程度。

（3）在病历中完整记录流行病史问询结果，然后完成"牙体牙髓科患者就诊登记表"填写。

（4）了解患者的全身健康情况，包括一般情况、系统疾病、健康史、过敏史、月经史（女性）、医牙史、进食和睡眠状况等。

（5）评估患者的口腔卫生情况及对口腔保健常识的知晓情况。

（6）了解并观察患者的局部症状和体征，包括患牙的状况，疼痛性质，有无局部肿胀、溃疡等。

（7）评估患者的心理及精神状况，如患者是否有不良心理反应，对牙齿疾病治疗的心理状态、配合度、依从性。

（8）评估患者是否了解患牙的治疗意义、治疗时间、治疗方法、预后和治疗费用。

（9）辅助检查

① X线检查：协助了解髓腔形态、根尖周病变的范围以及根管治疗情况等。

② 实验室检查：如血常规、凝血功能等，为根尖周疾病治疗提供依据。

四、护理配合流程

（一）冷牙胶侧方加压根管充填护理配合

1. 物品准备

（1）常规用物：一次性口腔检查盘（口镜、镊子、探针）、吸引器管、防护膜、护目镜、一次性漱口杯、三用枪、敷料、凡士林棉签。

（2）局部麻醉用物：灭菌棉签、专用注射针头、卡局式注射器或计算机控制无痛局麻注射仪、碘伏棉签。

（3）橡皮障隔离系统：橡皮障布、打孔器、橡皮障夹钳、橡皮障夹、橡皮障支架、牙线、橡皮障固定楔线、橡皮障定位打孔模板、开口器、剪刀。

（4）冷牙胶侧方加压根管充填用物：钻针及根管锉、显微镜平面反射口镜、水门汀充填器、调拌刀、根管冲洗器、根管冲洗剂、根管封闭剂、超声手柄及工作尖、大号垂直加压器、牙髓镊、吸潮纸尖、清洁台、暂封材料、侧压器、调拌板、根管治疗测量尺、牙胶尖、携热器、根尖定位仪、唇勾及夹持器。

2. 操作过程配合

（1）指导患者签署牙体牙髓知情同意书并记录体温，根据医嘱选择患者所需治疗项目。

（2）引导患者上椅位、系好胸巾，备好检查盘及水杯，并指导患者用漱口液（传染病防控期间用 10 mL 5%碘伏和 30 mL 0.9%氯化钠的混合液）漱口，含漱三次，每次至少持续 1 min，按治疗需要调节椅位及灯光。

（3）安装强吸唾管，检查盘、用物摆放到位。

（4）对于需使用牙科手机操作钻牙的患者，医护双人核对患牙，待医生注射麻醉药后，询问患者是否有头晕、心慌等不适，若无不适则嘱患者放松休息，若有不适则立即放平椅位并通知医生。

（5）协助医生安装橡皮防水障，保证橡皮障布挡住患者整个口腔和鼻孔，术区橡皮障布和患牙分别用碘伏、75%酒精各消毒 1~2 min。

（6）选择与根管预备时主尖锉相同型号的 ISO 标准牙胶尖，用测量尺测量与根管工作长度相同或较工作长度短 0.5 mm 的牙胶尖后做标记。

（7）用牙髓镊夹住牙胶尖并将其递予医生。

（8）根据医生要求用牙胶尖修剪尺的锋利刀片修剪牙胶尖尖端标记的工作长度。

（9）参照说明书上的比例调拌根管封闭剂。

（10）用牙髓镊夹主牙胶尖，蘸少许根管封闭剂后递予医生。

（11）护士接过牙髓镊并将侧压器递予医生。

（12）用牙髓镊夹辅牙胶尖，蘸少许根管封闭剂后递予医生，交替传递辅牙胶尖及侧压器直至根管填满，将充填器加热或将垂直加压加热器递予医生，交换垂直加压器。

（13）用牙髓镊夹酒精棉球，将其递予医生。

（14）根据患牙缺损大小，用水门汀充填器取适量暂封材料，将其递予医生暂封。

（15）递橡皮障夹钳予医生，协助医生卸除橡皮障，引导患者拍摄 X 线片。

（16）在整个诊疗过程中，采用四手操作与医生密切配合。协助医生调节灯光以保持视野清晰，同时观察术中患者的反应，及时向医生反馈。注意及时吸唾，并使用强吸，同时配合医生吸走钻牙过程中出现的粉尘、碎屑，切忌忙中出错，避免造成不必要的职业暴露。

（二）热牙胶垂直加压根管充填护理配合

1. 物品准备

（1）常规用物：一次性口腔检查盘（口镜、镊子、探针）、吸引器管、防护膜、护目镜、一次性漱口杯、三用枪、敷料、凡士林棉签。

（2）局部麻醉用物：灭菌棉签、专用注射针头、卡局式注射器或计算机控制无痛局麻注射仪、碘伏棉签。

（3）橡皮障隔离系统：橡皮障布、打孔器、橡皮障夹钳、橡皮障夹、橡皮障支架、牙线、橡皮障固定楔线、橡皮障定位打孔模板、开口器、剪刀。

（4）热牙胶垂直加压根管充填用物：钻针及根管锉、显微镜平面反射口镜、水门汀充填器、调拌刀、根管冲洗器、根管冲洗剂、根管封闭剂、超声手柄及工作尖、垂直加压器、牙髓镊、吸潮纸尖、清洁台、暂封材料、调拌板、根管治疗测量尺、大锥度牙胶尖、携热器、热牙胶充填仪、根尖定位仪、唇勾及夹持器、酒精纱布。

2. 操作过程配合

（1）指导患者签署牙体牙髓知情同意书并记录体温，根据医嘱选择患者所需治疗项目。

（2）引导患者上椅位、系好胸巾，备好检查盘及水杯，并指导患者用漱口液（传染病防控期间用 10 mL 5% 碘伏和 30 mL 0.9% 氯化钠的混合液）漱口，含漱三次，每次至少持续 1 min，按治疗需要调节椅位及灯光。

（3）安装强吸唾管，检查盘、用物摆放到位。

（4）对于需使用牙科手机操作钻牙的患者，医护双人核对患牙，待医生注射麻醉药后，询问患者是否有头晕、心慌等不适，若无不适则嘱患者放松休息，若有不适则立即放平椅位并通知医生。

（5）协助医生安装橡皮防水障，保证橡皮障布挡住患者整个口腔和鼻孔，术区橡皮障布和患牙分别用碘伏、75% 酒精各消毒 1~2 min。

（6）试主牙胶尖：按照医生要求准备合适锥度的牙胶尖、修剪尖端标记的工作长度，用牙髓镊夹主牙胶尖并将其递予医生。

（7）试垂直加压器：选择 2~3 支不同型号的垂直加压器，分别试用于根管口、根中部和距根尖 4~5 mm 处的根管宽度。

（8）选择携热器工作尖：将携热器工作尖量至根管工作长度减去 5 mm，用止动片标记后递予医生。

（9）根管充填：按比例调拌根管封闭剂，用牙髓镊取主牙胶尖，蘸取少量根管封闭剂使之裹满尖端 5~6 mm，递予医生。

（10）打开携热器，当温度升至 160 ℃时，将携热器手柄递予医生并交换大号垂直加压器。

（11）传递携热器，当医生取出上段牙胶后，传递小号垂直加压器给医生并协助清理携热器工作尖上的牙胶，用酒精纱布擦净。

（12）回填牙胶：传递中号垂直加压器给医生，给热牙胶充填仪安装牙胶，标准热牙胶充填注射头工作长度减 5 mm、携热器升温至 160 ℃时，传递携热器手柄给医生并交换大号垂直加压器。

（13）髓室处理：用牙镊夹取酒精棉球递予医生。

（14）冠部封闭：根据患者牙缺损大小，用水门汀充填器取适量暂封材料递予医生暂封。

（15）治疗完毕，递橡皮障夹钳给医生，协助医生卸除橡皮障，嘱患者到检查室拍摄 X 线片。

（16）在整个诊疗过程中，采用四手操作与医生密切配合。协助医生调节灯光以保持视野清晰，同时观察术中患者的反应，及时向医生反馈。注意及时吸唾，并使用强吸，同时配合医生吸走钻牙过程中出现的粉尘、碎屑，切忌忙中出错，避免造成不必要的职业暴露。

五、护理要点

（1）嘱患者操作时若有不适举左手示意，避免头部晃动造成组织损伤。

（2）钻针安装好后应检查钻针是否就位，以防操作时钻针从机头脱落飞出。

（3）医生注射麻醉药时，仔细观察患者用药后反应。

（4）使用橡皮障前，告知患者使用橡皮障是为了隔湿和防止唾液污染，防止患者误吞异物，以打消患者的顾虑。

（5）随时保持医生操作视野清晰。医生治疗时，高速涡轮手机产生的水雾和碎屑会飞溅在口镜上，护士可左手持三用枪间断地快速冲洗口镜。

（6）抽取冲洗液时务必确认冲洗器接头安装紧密，防止冲洗时接头脱离，冲洗液溅出。

（7）冲洗根管时，吸引器管不要离根管冲洗器针头太近，以免冲洗液直接被吸走，达不到冲洗的目的。

（8）某些根管工作长度测量仪会影响心脏起搏器的工作，安装心脏起搏器的患者需慎用。

（9）准确传递冲洗器、根管锉，防止锐器伤。

（10）冷牙胶侧方加压根管充填技术的护理要点：

① 选择与所备根管尺寸相匹配的侧压器。

② 严格遵守产品说明书的要求调拌根管封闭剂，现用现调。

③ 在烫断牙胶尖时，注意保护患者口角及口内组织，避免烫伤。

④ 烫断根管口多余的牙胶尖时会产生烟雾，应用强力吸引器管吸引，避免患者因烟雾而引起呛咳。

（11）热牙胶垂直加压根管充填技术的护理要点：

① 选择与所备根管尺寸相匹配的垂直加压器、携热器的工作尖、热牙胶充填仪工作尖。

② 充填过程中的护理要点与冷牙胶侧方加压根管充填相同。

③ 每次使用垂直加压器、携热器、热牙胶充填仪后，护士应用酒精纱布及时擦拭器械的工作端，这样既可避免带出根管充填材料，又可避免牙胶冷却后附着不易去除。

④ 使用热牙胶充填仪前应预热工作尖并将针尖部分的冷却牙胶挤出 3 cm，保证注射于根管内的牙胶有更好的流动性。

六、健康教育

（1）告知患者术后患牙出现轻度疼痛或不适感属于正常现象，如出现剧痛，应及时就诊。

（2）嘱患者根管治疗术后 2 h 内避免咀嚼，避免用患牙咬过硬食物，避免进食过热、过冷等刺激性食物；注意保持口腔卫生，进食后应漱口、刷牙。

（3）建议患牙治疗后牙体组织变脆、牙冠破坏较大或已有牙隐裂的患者术后及时进行牙冠修复，以免牙体崩裂和牙冠折裂。

（4）嘱患者按时复诊。

第五节　显微根管治疗术的护理常规

一、概述

显微根管治疗术是借助手术显微镜和显微器械进行根管治疗的方法，它与传统根管治疗最大的不同点在于手术显微镜能提供充足的光源进入根管，并可将根管系统放大，使医生能看清根管内部结构，确认治疗部位，在直视下进行治疗。

二、适应证

（1）根管口的定位。

（2）钙化根管的疏通。

（3）变异根管的预备和充填。

（4）根管治疗失败后的再治疗。

（5）根管治疗并发症的预防和处理。

三、护理评估

（1）完成对患者的流行病史问询。

（2）测量患者体温，评估患者的感染风险与病情危重程度。

（3）在病历中完整记录流行病史问询结果，然后完成"牙体牙髓科患者就诊登记表"填写。

（4）了解患者的全身健康情况，包括一般情况、系统疾病、健康史、过敏史、月经史（女性）、医牙史、进食和睡眠状况等。

（5）评估患者的口腔卫生情况及对口腔保健常识的知晓

情况。

（6）了解并观察患者的局部症状和体征，包括患牙的状况，疼痛性质，有无局部肿胀、溃疡等。

（7）评估患者的心理及精神状况，如患者是否有不良心理反应，对牙齿疾病治疗的心理状态、配合度、依从性。

（8）评估患者是否了解患牙的治疗意义、治疗时间、治疗方法、预后和治疗费用。

（9）辅助检查

① X线检查：协助了解髓腔形态、根尖周病变的范围以及根管治疗情况等。

② 实验室检查：如血常规、凝血功能等，为根尖周疾病治疗提供依据。

四、护理配合流程

（一）物品准备

一次性口腔检查盘、水门汀充填器、低速牙科手机、高速牙科手机、高速和低速球钻、裂钻、扩大针、根管治疗仪、根管测量仪、根测套装、测量尺、干棉球、酒精棉球、一次性冲洗注射器、橡皮障、吸潮纸尖、显微镜、显微根管锉、显微夹持镊、单面反射口镜、计算机、超声根管预备系列工作头及根尖手术系列工作头、暂封材料（氧化锌）、一次性吸唾管、一次性漱口杯。

（二）操作过程配合

（1）指导患者签署牙体牙髓知情同意书并记录体温，根据医嘱选择患者所需治疗项目。

（2）引导患者上椅位、系好胸巾，备好检查盘及水杯，并指导患者用漱口液（传染病防控期间用 10 mL 5%碘伏和 30 mL 0.9%氯化钠的混合液）漱口，含漱三次，每次至少持续 1 min，按治疗需要调节椅位及灯光。

（3）安装强吸唾管，检查盘、用物摆放到位。

（4）对于需使用牙科手机操作钻牙的患者，医护双人核对患牙，待医生注射麻醉药后，询问患者是否有头晕、心慌等不适，若无不适则嘱患者放松休息，若有不适则立即放平椅位并通知医生。

（5）协助医生迅速安装和固定橡皮障，并在橡皮障与患者皮肤之间以纱布相隔，以消除患者不舒适感，并可有效防止橡皮障引起的皮肤过敏。在对侧上下磨牙之间置橡胶开口器，减轻患者长时间张口的疲劳。

（6）在治疗中始终保持口镜镜面清洁，护士应不断地用气枪轻轻吹拂口镜，并以柔软的网纱蘸75%酒精在治疗间歇清洁口镜表面，以避免在反射口镜的镜面留下细小划痕，影响反射效果。

（7）在治疗初期需要给予强力吸引，以充分、高效地排唾。在吸唾中会产生大量水雾和磨除的较大块的组织碎屑，要时刻注意避免遮挡医生镜下视野，可将弱吸管置于橡皮障下非治疗侧的磨牙区，随时吸出唾液，保持患者口腔舒适。吸唾器的放置要以不遮挡医生的视野，充分、及时、高效吸引为原则。吸唾器的开口应始终朝向髓腔，或跟随冲洗针头的开口方向，这样才能迅速将根管内排出的液体、固体一并吸除。

（8）应用显微镜治疗时，医生的体位保持固定不动，一般情况下视线不能离开镜头，因此镜下传递器械时除遵循四手操作传递原则外，尤其要注意尽量保证器械交接的区域不变，或仅在小范围内变动，而且要保持器械的工作头朝向根尖，与牙体长轴方向保持一致，这样可使医生接过器械便能使用，也可避免刺伤医生及患者。配合时尽量分阶段准备所需器械，将器械按顺序摆放于操作区内。

（9）及时降温，降温是一项很重要的辅助措施，也是显微根管治疗中特有的内容。医生应用ET20D、ET40D或GGBur等器械进行切割时容易产热，这时护士要及时用气枪吹工作尖，以降低切割产生的高温，同时需要随时吹口镜表面，保持镜面反射清晰。

五、护理要点

（1）向患者介绍有关根管治疗的步骤、治疗时间、预后、并发症，注意及时修正患者期望过高的要求。

（2）指导患者在治疗过程中保持视野清晰、干燥。嘱患者在治疗过程中如有不适举左手示意，不能随意讲话及转动头部和躯干，以防意外伤及口腔和面部组织。

六、健康教育

（1）告知患者治疗结束后出现的轻微疼痛、肿胀是根管治疗最常见的并发症；如有重度疼痛或肿胀情况发生，应及时复诊。

（2）嘱患者根管治疗术后 2 h 内尽量避免咀嚼，避免用患牙咬过硬的食物造成牙齿折裂；让患牙及颞颌关节适当休息。

（3）嘱患者避免进食过热、过冷等刺激性食物；注意保持口腔卫生，进食后应漱口、刷牙。

第六节　根尖外科手术的护理常规

一、概述

慢性根尖周炎病变范围较大或根尖周囊肿较大时，单一的根管治疗已不能治愈，需同期进行根尖刮治术或根尖切除术、根尖倒充填术等，促进病变组织的愈合。

二、适应证

（1）广泛的根尖周骨质破坏，保守治疗难以治愈者。

（2）根管钙化、根管严重弯曲或已做桩冠而未能行根管治疗者。

（3）根管充填材料超充，且有临床症状或根尖周病变者。

（4）由医源性、内吸收或外吸收引起的根管侧穿或牙根吸收。

（5）根管器械折断超出根尖，且根尖病变不愈者。

（6）根折伴有根尖断端移位，死髓。

（7）根管治疗反复失败、症状不消者。

三、护理评估

（1）完成对患者的流行病史问询。

（2）测量患者体温，评估患者的感染风险与病情危重程度。

（3）在病历中完整记录流行病史问询结果，然后完成"牙体牙髓科患者就诊登记表"填写。

（4）了解患者的全身健康情况，包括一般情况、系统疾病、健康史、过敏史、月经史（女性）、医牙史、进食和睡眠状况等。

（5）术前进行口腔评估，包括牙体状况、牙周袋深度、附着龈宽度、所涉术区牙齿的根分叉情况及龈乳头的结构和健康状况等。

（6）评估患者的心理及精神状况，如患者是否有不良心理反应，对牙齿疾病治疗的心理状态、配合度、依从性。

（7）评估患者是否了解患牙的治疗意义、治疗时间和方法、预后和治疗费用。

（8）辅助检查

① X 线检查：协助了解牙根形态、病变部位及范围等。

② 实验室检查：如血常规、凝血功能等，为根尖周疾病治疗提供依据。

四、护理配合流程

（一）物品准备

（1）药品准备：遵医嘱备局麻药、牙周塞治剂、0.1%氯己定、0.5%氯己定、碘伏棉球、MTA、无菌蒸馏水、骨粉、骨膜。

（2）根尖倒充填术用物：超声仪、超声倒充填预备头。必要时准备开口器、低速牙科手机及车针。

（3）手术用物：灭菌手术衣、手套、口罩、帽子、高速仰角手机、刀柄、11 号刀、眼科剪刀、1 号丝线、圆针、显微根尖手术包（牙龈分离器、骨膜分离器、骨凿、骨锉、咬骨钳、刮匙、龈下刮治器、组织镊、持针器、直蚊式钳、弯蚊式钳、口镜、探针、牙科镊、骨锤、显微尖刀片、显微剪刀、显微持针器）、6-0 针带线、强吸管、5 mL 冲洗器、小方纱数块、手术孔巾 1 条等。

（二）操作过程配合

（1）向患者简要交代治疗程序，缓解患者的紧张感，取得患者配合，并指导其签署知情同意书。

（2）核对患者姓名、患者病历和牙位，将患牙的 X 线片放置在治疗椅的阅片灯上，使患者仰卧于手术牙椅上，充分暴露手术视野；手术器械台与术区相连，形成一个无菌区，方便医生操作，调整椅位及灯光源。

（3）巡回护士打开无菌手术包，器械护士及医生穿手术衣、戴帽、口罩、手套。

（4）器械护士为患者铺无菌手术孔巾。

（5）协助局麻：递碘伏棉球及局麻药给医生，协助医生扩大手术视野。

（6）术区消毒：嘱患者含漱 20 mL 0.1%氯己定 1 min，协助医生用 0.5%氯己定消毒棉球消毒手术区（包括口唇周围半径5 cm的范围）。

（7）若根尖手术在根管显微镜下进行，需注意显微镜的防护，用一次性显微镜保护套套住显微镜，在目镜、物镜处开口，用后即弃。

（8）切开：传递手术刀给医生，协助医生在根尖部位切开并止血，牵拉唇、颊侧黏膜，使术野充分暴露。

（9）翻瓣：传递骨膜分离器给医生，协助医生翻瓣、暴露被破坏的根尖区牙槽骨板。

（10）去骨（开窗）：传递高速仰角手机给医生，协助医生去除部分骨块（开窗）、暴露根尖病灶，喷水。

（11）肉芽肿、囊肿摘除：传递挖匙和（或）刮匙给医生，协助医生完整刮除肉芽肿或囊肿。

（12）根尖切除：医生用裂钻或骨凿切除根尖 2~3 mm，修整牙根断面。

（13）根尖倒充填：传递超声倒充填预备头给医生，协助医生在根尖部备一倒填洞形，遵医嘱准备充填材料 MTA 进行倒充填。

（14）冲洗：刮除和（或）充填完毕，递给医生无菌生理盐水充分冲洗术区以去除残余的肉芽组织和充填材料，及时吸唾，保证术野清晰。必要时遵医嘱选择骨膜、骨粉，协助医生进行骨腔充填。

（15）缝合：传递持针器、缝针、缝线给医生进行创口缝合。缝合完毕，遵医嘱调配牙周塞治剂，协助医生将牙周塞治剂敷于创口部位，保护创面，促进愈合，协助医生加压包扎。

（16）控制感染：手术过程中严格执行无菌操作原则，防止感染。

（17）病情观察：手术过程中，随时观察患者的反应，如呼吸、脉搏、面色及其他情况，以防并发症发生。

五、护理要点

（1）牙周塞治剂调拌后易干易散，使用时宜现用现调。

（2）牙周塞治剂材料受潮易变性，打开后应密封低温保存，调拌后剩余材料不可放回。

（3）骨膜、骨粉要现用现开，多余材料严禁再次使用。

（4）手术过程中严格执行无菌操作原则。

（5）嘱患者在术中若有不适举左手示意，避免头部晃动造成损伤。

（6）注射麻醉药时，告知患者尽量放松，观察患者注射麻醉药后的反应。

（7）术中及时用无菌纱布擦净器械上的血渍及炎性组织。

六、健康教育

（1）嘱患者术后 2 h 禁食，术后当天以温凉流食为主，忌食刺激性食物、禁烟酒。

（2）嘱患者术后 24 h 内间歇用冰袋冷敷术区；遵医嘱术后服用抗生素；饭后用生理盐水或氯己定溶液漱口，保持口腔清洁，预防感染。

（3）嘱患者术后 24 h 内勿刷牙、漱口、吸吮伤口及频繁吐唾液。

（4）告知患者术后 3 天内术区可能会出现轻度肿痛，此为正常的术后反应。

（5）嘱患者术后 5~7 天拆线，如有不适及时就诊。

（6）嘱患者定期复查、复诊，拍摄 X 线片，以便追踪观察根尖周组织的愈合情况。

第七节　橡皮障隔离技术

一、概述

橡皮障系统是当前牙体牙髓病治疗必不可少的术区隔离工具，能显著提高牙体牙髓治疗的效果。研究表明，在牙科治疗过程中使用橡皮障可将气溶胶污染和交叉感染减少 98.5%，对于控制传染病的传播格外重要。

橡皮障系统在牙科治疗中的作用主要有三个方面。首先是可以保护患者：防止误吞误吸治疗器械、材料或冲洗液；保护舌、唇及颊部黏膜等口腔软组织，避免患者受到治疗器械和药物的损伤。其次是可以保护医护人员：尽管有口罩和防护眼镜的隔离，但高速牙科手机、超声等治疗设备在使用时会产生大量含有患者唾液的水雾、飞沫和气溶胶，使用橡皮障可以隔离患者唾液、血液和其他组织液，减少气雾污染和医源性交叉感染。最后，橡皮障系统可以为治疗提供一个干燥、清洁的操作区域和清晰的视野，显著提高治疗效率和效果。

二、适应证

（1）根管治疗。

（2）龋洞充填。

（3）牙体预备。

（4）桩核及烤瓷冠的粘接。

三、护理评估

（1）完成对患者的流行病史问询。

（2）测量患者体温，评估患者的感染风险与病情危重程度。

（3）在病历中完整记录流行病史问询结果，然后完成"牙体牙髓科患者就诊登记表"填写。

（4）了解患者的全身健康情况，包括一般情况、系统疾病、健康史、过敏史、月经史（女性）、医牙史、进食和睡眠状况等。

（5）评估患者的口腔卫生情况及对口腔保健常识的知晓情况。

四、护理配合流程

（一）物品准备

橡皮障布、打孔器、橡皮障支架、橡皮障夹、橡皮障夹钳、橡皮障定位打孔模板、水门汀充填器、麻醉药、碧兰注射器、表麻膏、碘伏、一次性针头、棉签、凡士林油、橡皮障固定楔线、牙线、封闭剂、剪刀、开口器。

（二）操作过程配合

（1）引导患者上椅位、系好胸巾，备好检查盘及水杯，并指导患者用漱口液（传染病防控期间用 10 mL 5% 碘伏和 30 mL 0.9% 氯化钠的混合液）漱口，含漱三次，每次至少持续 1 min，按治疗需要调节椅位及灯光。

（2）为患者讲解安装橡皮障的有关知识，缓解患者紧张的情绪，嘱患者放松，如有不适举左手示意，切不可乱动，以免损伤软组织。

（3）测量患者血压，再次询问患者有无橡胶过敏史。

（4）安装强吸唾管，检查盘、用物摆放到位。

（5）准备麻醉药：在医生注射麻醉药前询问患者有无过敏史，确定无过敏史后方可使用。高血压患者慎用如复方阿替卡因注射液等含肾上腺素的麻醉药。在工作区域核对无误后将麻醉药安放好，医护双人核对患牙，待医生注射麻醉药后，应询问患者是否有头晕、心慌等不适，若无不适则嘱患者放松休息，若有不适则立即放平椅位并通知医生。

（6）给患者口角涂凡士林油，防止口镜牵拉造成患者痛苦。

（7）选择合适的橡皮障布，在橡皮障布的左上角打一定位孔，以便确定方向。

（8）根据牙位在橡皮障模板上画点定位。

（9）转动打孔器圆盘，选择合适的孔径打孔。

（10）医护双人核对牙位，护士选择合适的橡皮障夹。

（11）以单颗牙翼法为例，持橡皮障夹钳将橡皮障夹两侧翼套入打好的孔中并传递给医生。

（12）医生夹持牙齿，护士将水门汀充填器传递给医生，并将橡皮障夹两侧翼上的布翻下。

（13）安放橡皮障架，医生和护士同时进行。护士在一旁协助，保持视野清晰。

橡皮障的放置方法如下：

翼法：打孔—上橡皮障夹（翼）—夹持牙齿—上橡皮障架。

弓法：打孔—上橡皮障夹（弓）—夹持牙齿—上橡皮障架。

橡皮障优先法：打孔—牙齿套橡皮障—上橡皮障夹—上橡皮障架。

（14）使用橡皮障夹钳调整夹与布的位置，使其无缝隙。

（15）医护双人再次核对牙位。

（16）递开口器予医生，向患者解释开口器的作用，缓解患者的紧张情绪。

（17）如隔离多颗牙可同时使用橡皮障夹、楔线固定。

（18）将镊子传递给医生，取下橡皮障固位带或传递橡皮障夹钳给医生，将橡皮障架、橡皮障夹、橡皮障布一并取下。

五、护理要点

（1）操作前做好患者的思想工作，消除患者的恐惧感，使患者能很好地配合安装工作。

（2）橡皮障布应具备好的防水特性及弹性，护士应当及时检查并更换橡皮障布，确保橡皮障布在使用过程中不被撕裂，以达到好的防水、隔湿效果。

（3）用橡皮障支架固定橡皮障时不能遮住患者的鼻子和眼睛，避免影响患者正常的呼吸及视力。

六、健康教育

嘱患者若有不适应及时就诊。

第四章　传染病防控期间
牙周科常见疾病护理常规

第一节　龈上洁治术的护理常规

一、概述

龈上洁治术是指用洁治器械去除龈上结石、菌斑和色渍，并磨光牙面，达到延缓菌斑和牙结石再沉积的目的。洁治器械包括手用洁治器和超声波洁牙机。超声波洁牙机是一种利用超声震动的原理高效去除牙结石的设备，可进行喷砂处理，抛光牙面。

二、适应证

（1）牙龈炎。

（2）牙周炎。

（3）预防性治疗（牙周维护治疗）。

（4）口腔内其他治疗前必需的准备之一。

（5）超声洁治术禁用于置有心脏起搏器的患者；肝炎、肺结核、艾滋病等传染病患者不宜使用超声洁治术。

三、护理评估

（1）完成对患者的流行病史问询。

（2）测量患者体温，评估患者的感染风险与病情危重程度。

（3）在病历中完整记录流行病史问询结果，然后完成"牙周科患者就诊登记表"填写，指导患者填写龈上洁治术知情同意书。

（4）了解患者的全身健康情况，包括一般情况、系统疾病、健康史、过敏史、月经史（女性）、医牙史、进食和睡眠状况等。

（5）了解并观察患者的局部症状和体征，如患者口腔内有无局部肿胀、破溃、出血（包括出血的诱因）等。

（6）评估患者的心理及精神状况，如患者是否有不良心理反应，对牙齿疾病治疗的心理状态、配合度、依从性。

（7）评估患者是否了解患牙的治疗意义、治疗时间、治疗方法、预后和治疗费用。

（8）协助医生确定患者的实验室检查结果（血常规、凝血四项及传染病四项）是否正常。

（9）询问患者有无安装心脏起搏器，以确定其是否可以进行超声洁治术。

四、护理配合流程

（一）物品准备

一次性口腔检查盘、治疗用铺巾、一次性漱口杯、甲硝唑漱口液、吸唾管、吸引器、无菌孔巾、棉球、三用气枪、无菌手套、一次性无菌冲洗针、3%过氧化氢溶液、超声波洁牙机、无菌洁牙机手柄、无菌超声波龈上工作尖、无菌喷砂手柄、喷砂剂、无菌棉签、凡士林乳剂、防护膜。

（二）操作过程配合

（1）嘱患者含漱甲硝唑漱口液 1 min，并用凡士林棉签润滑患者口角。

（2）将椅位调成治疗位，调好灯光，协助医生铺洞巾。

（3）治疗上、下颌前牙唇侧时，将吸唾管放在患者前牙或后磨牙区，协助医生吸唾。当治疗下颌前牙唇侧时，协助医生牵拉患者口唇。治疗上颌前牙舌侧时，将吸唾管放在患者后磨牙区，协助医生吸唾。治疗下颌前牙舌侧时，将吸唾管放在患者后磨牙区，协助医生吸唾。治疗上颌后牙颊/腭侧时，将吸唾管放在患者后磨牙区，间断吸唾，注意保护患者的颊侧黏膜。

当治疗颊侧时，还应在吸唾的同时用吸引管向外牵拉患者口角，协助医生扩大治疗视野。治疗下颌后牙颊/舌侧时，将吸唾管放在患者后磨牙区。治疗期间适时用三用气枪冲洗治疗区域，保持治疗区域清洁，保证医生视野清晰。及时用纸巾擦拭喷溅在患者脸上的水雾。

（4）超声洁治结束后，用冲洗针抽取3%过氧化氢溶液，检查固定针头，将冲洗针递予医生，协助医生吸唾。

（5）将无菌喷砂手柄递予医生，遵医嘱准备喷砂剂放于治疗盘内，协助医生吸唾并牵拉患者口角。

（6）恢复椅位至起始位，协助患者漱口，擦净患者面部，整理用物。

五、护理要点

（1）治疗前嘱患者在治疗过程中不要用口呼吸，训练患者学会腹式呼吸，避免水流进入气管。

（2）治疗中观察患者面色是否红润、身体是否有异样，嘱患者若有症状举手示意，及时汇报医生停止操作，针对出现的问题与医生随时沟通并采取相应的处理措施，待患者症状缓解后再行治疗。

（3）治疗中及时擦拭术者的护目镜及面罩，保持术者视野清晰。

六、健康教育

（1）指导患者掌握正确的刷牙方法，建议其养成早晚各刷1次牙的习惯，每次3 min。建议患者使用牙线、牙间隙刷、冲牙器等辅助工具保持口腔卫生，避免使用牙签。

（2）告知患者治疗结束后短期内可能会出现轻微并发症如牙龈出血、牙齿酸痛等，1周后症状会慢慢缓解。嘱患者近期内避免进食过冷、过热等刺激性食物。

（3）建议患者避免饮用浓茶、咖啡或色素过重的饮品，避免食用色素过重的食物，吸烟者戒烟或减少抽烟量。

（4）告知患者定期到医院检查口腔情况，半年或1年行1次龈上洁治术。

（5）嘱患者如出现口腔出血不止的情况，应及时就医。

第二节　龈下刮治术的护理常规

一、概述

龈下刮治术是指用比较精细的龈下刮治器刮除位于牙周袋内根面上的牙结石及菌斑；根面平整术是指在龈下刮治时，将牙根表面感染的病变牙骨质和部分嵌入牙骨质内的牙结石和毒素一并加以清除，达到根面光滑平整的目的，临床上两者很难区分，实际上是同时进行。

二、适应证

（1）各种类型的牙周炎。

（2）牙周炎的伴发病变。

（3）牙周炎的维护治疗。

三、护理评估

（1）完成对患者的流行病史问询。

（2）测量患者体温，评估患者的感染风险与病情危重程度。

（3）在病历中完整记录流行病史问询结果，然后完成"牙周科患者就诊登记表"填写，指导患者填写牙周龈下刮治术知情同意书。

（4）了解患者的全身健康情况，包括一般情况、系统疾病、健康史、过敏史、月经史（女性）、医牙史、进食和睡眠状况等。

（5）了解和观察患者的局部症状和体征，如患者口腔内牙龈红肿的程度，口腔内是否有破溃、出血等；探诊牙龈有无出血、牙周袋的深度、牙龈萎缩程度、牙槽骨吸收情况等。

（6）评估患者的心理及精神状况，如患者是否有不良心理反应，对牙齿疾病治疗的心理状态、配合度、依从性。

（7）评估患者是否了解该治疗操作的目的、时间、方法、预后及治疗费用。

（8）确定患者实验室检查结果（血常规、凝血四项及传染病四项）是否正常。

（9）询问患者是否有高血压、高血糖病史，以及用药后效果。询问患者是否有服用抗凝药物史。

（10）检查患者牙齿有无松动及松动程度。

四、护理配合流程

（一）物品准备

一次性口腔检查盘、治疗铺巾、一次性漱口杯、甲硝唑漱口液、棉球、三用气枪、一次性无菌冲洗针、无菌手套、3%过氧化氢溶液、生理盐水、碘甘油、不同型号的无菌龈下刮治器、无菌棉签、凡士林乳剂、吸唾管、吸引器、防护膜。

（二）操作过程配合

（1）嘱患者含漱甲硝唑漱口液 1 min，并用凡士林棉签润滑患者口角。

（2）将椅位调成治疗位，调好灯光，协助医生铺洞巾。递予医生口镜及龈下刮治器，手中备好棉花。间断擦净龈下刮治器上的血迹、牙结石、软垢及肉芽组织等。治疗期间适时用三用气枪冲洗治疗区域和口镜镜面，保持治疗区域及口镜镜面清洁，保证医生术野清晰。

（3）龈下刮治结束后，从医生手中接过龈下刮治器。用冲洗针抽取3%过氧化氢溶液，检查固定针头，将冲洗针递予医生，协助医生吸唾并牵拉患者口角。

（4）从医生手中接过冲洗针，再次抽取生理盐水后，检查固定针头，将冲洗针递予医生，协助医生吸唾并牵拉患者口角。

（5）递予医生棉球，协助医生擦净患者牙龈上的血迹等。

（6）将碘甘油滴入口腔检查盘内，用镊子蘸取碘甘油后递予医生。

（7）调整椅位，嘱患者 30 min 后方可漱口、喝水，擦净患者面部，整理用物。

五、护理要点

（1）治疗前嘱患者在治疗过程中不要用口呼吸，训练患者学会腹式呼吸，避免操作中口镜镜面模糊，遮挡视野。

（2）治疗中观察患者面色是否红润、身体有无异样，若有症状，及时汇报医生停止操作，待患者症状缓解后再行治疗。

（3）治疗后告知患者不要漱口，保证药物作用 30 min 以上。

六、健康教育

（1）指导患者掌握正确的刷牙方法，建议其养成早晚各刷 1 次牙的习惯，每次 3 min。建议患者使用牙线、牙间隙刷、冲牙器等辅助工具保持口腔卫生，避免使用牙签。

（2）告知患者治疗结束后短期内可能会出现牙龈疼痛、牙龈轻微出血、牙齿过敏等症状，1 周后症状会慢慢缓解。

（3）嘱患者近期内避免进食过冷、过热等刺激性食物。术后 2 h 内尽量不要饮食，当天可进食半流质食物，以温凉食物为佳。

（4）患者若吸烟，劝其戒烟或减少抽烟量。

（5）告知患者治疗当天唾液有血丝是正常现象，不必惊慌。嘱患者不要反复舔牙龈、吮吸及吐唾液。

（6）嘱患者如出现口腔出血不止情况，及时就医。

（7）如患者为牙周系统治疗者，告知患者 1 个月后复诊，再次进行牙周情况评估，以确定进一步治疗计划；如为维护期治疗患者，则嘱患者 3~4 个月复诊，按约定复诊时间到医院检查口腔情况，行定期维护治疗。

第三节　牙龈翻瓣术的护理常规

一、概述

牙龈翻瓣术是指在麻醉药作用下采用不同的手术切口，将牙龈和下方的组织分离，暴露根面、牙槽骨及病变区域，在直视下刮除牙结石及病变组织，将牙龈瓣复位在合适的位置上并缝合，达到消除牙周袋或使牙周袋变浅的目的。

二、适应证

（1）经基础治疗后口腔卫生良好，但牙周袋仍不小于5 mm。

（2）有复杂性牙周袋、袋壁有炎症，牙周探诊后有出血或溢脓。

（3）袋底超过膜龈联合的深牙周袋。

（4）牙槽骨缺损需行骨修整或进行植骨、牙周组织再生性治疗。

（5）根分叉病变伴深牙周袋或牙周–牙髓联合病变。

（6）范围广泛的显著肥大增生的牙龈。

三、护理评估

（1）完成对患者的流行病史问询。

（2）测量患者体温，评估患者的感染风险与病情危重程度。

（3）在病历中完整记录流行病史问询结果，然后完成"牙周科患者就诊登记表"填写，指导患者填写牙周牙龈翻瓣术知情同意书。

（4）了解患者的全身健康情况，包括一般情况、系统疾病、健康史、过敏史、月经史（女性）、医牙史、进食和睡眠状况等。

（5）了解并观察患者的局部症状和体征，如患者口腔内牙龈红肿的程度，口腔内是否有破溃、出血等；探诊牙龈有无出血、牙周袋的深度、牙龈萎缩程度、牙槽骨吸收情况等。

（6）评估患者的心理及精神状况，包括精神状态、睡眠情况、是否有不良心理反应，对口腔治疗的配合度、依从性。

（7）评估患者是否了解该治疗操作的目的、时间、方法、预后及治疗费用。

（8）检查患者牙齿有无松动及松动程度。

（9）询问患者是否有高血压、高血糖病史，以及用药后效果。询问患者是否有服用抗凝药物史、有无麻醉药过敏史。

（10）辅助检查

① CBCT 检查：协助了解牙周病变程度、范围、牙槽骨吸收等情况。

② 实验室检查：血生化、血常规、凝血四项及传染病四项。

四、护理配合流程

（一）物品准备

一次性口腔检查盘、治疗用铺巾、一次性漱口杯、甲硝唑漱口液、棉球、一次性无菌冲洗针、无菌生理盐水、各型号无菌龈下刮治器、无菌棉签、凡士林乳剂、吸唾管、吸引器、防护膜、阿替卡因肾上腺素、麻醉药注射器、麻醉药注射针头、无菌牙周探针、无菌持针器、无菌止血钳、无菌眼科剪、无菌不锈钢小杯、无菌骨膜剥离器、无菌手套、无菌刀柄、无菌刀片、无菌缝合针线、牙周塞治剂、0.1%碘伏、丁香油、调拌刀、无菌玻璃板、无菌线剪、无菌金属口镜、无菌金属探针、无菌手术衣、无菌洞巾 1 条。

（二）操作过程配合

（1）嘱患者含漱甲硝唑漱口液 1 min，并用凡士林棉签润滑患者口角。

（2）将椅位调成治疗位，调好灯光，递予医生碘伏棉签和麻醉药。协助医生消毒患者口腔及面部。

（3）协助医生铺洞巾。递予医生口镜及镊子，手中备好棉花。

（4）从医生手中接过镊子，递予医生刀柄，用另一口镜牵拉患者口角，保持医生术野清晰。

（5）从医生手中接过刀柄，递予医生骨膜剥离器。调节灯光，使灯光可照射口腔深处。

（6）从医生手中接过骨膜剥离器，递予医生龈下刮治器，手中备好棉花。间断擦净龈下刮治器上的血迹、牙结石、软垢及肉芽组织等。治疗期间适时用三用气枪冲洗治疗区域和口镜镜面，保证治疗区域及口镜镜面清洁，保证医生术野清晰。

（7）龈下刮治结束后，从医生手中接过龈下刮治器。用冲洗针抽取生理盐水，检查固定针头，将冲洗针递予医生，协助医生吸唾并牵拉患者口角。

（8）从医生手中接过冲洗针，递予医生持针器及缝线，一只手用口镜牵拉患者口角，暴露术野，另一只手用剪刀协助缝合并剪断缝线。

（9）从医生手中接过持针器及缝线，遵医嘱调拌牙周塞治剂，协助医生将牙周塞治剂敷于患者创口部位，保护创面，促进愈合，协助医生加压包扎。

（10）递予医生棉球，协助医生擦净患者口唇及面部血迹等。

（11）调整椅位，嘱患者静坐 1~2 min 后缓慢起身，整理用物。

（三）术后处理

（1）将牙椅上的防护膜取下，与一次性用品一起扔入医疗废物垃圾桶内，一次性镊子、一次性探针、冲洗针头及阿替卡因麻醉药针头扔入锐器盒内。

（2）将可消毒物品放入指定污染器械盒内。

（3）用有效氯为 500~1000 mg/L 的含氯消毒液或 75% 酒精溶液擦拭物品表面，半小时后用清水擦拭干净。

（4）用负压吸引器抽吸有效氯为 500~1000 mg/L 的含氯消

毒液 10 min。

（5）更换护目镜及面罩，并将其完全置于有效氯为 500～1000 mg/L 的含氯消毒液桶中，30 min 后用清水清洗并晾干备用。

（6）开窗通风 30 min，在无人状态下打开紫外线消毒灯，消毒半小时。

五、护理要点

（1）治疗前嘱患者在治疗过程中不要用口呼吸，训练患者学会腹式呼吸，避免操作中口镜镜面模糊，遮挡术野。

（2）治疗中嘱患者咬紧棉球，不要松口，治疗期间身体若有不适，及时举手示意。若患者有身体不适情况，及时汇报医生停止操作，待患者症状缓解后再行治疗。

（3）手术过程中严格执行无菌操作原则。

（4）在医生注射麻醉药前，检查注射器是否严密，核对麻醉药的名称、浓度、剂量和有效期等，告知患者尽量放松，观察患者用药后反应。

（5）手术过程中及时用无菌棉球擦净器械上的血渍及炎性组织。

六、健康教育

（1）指导患者掌握正确的刷牙方法，建议其养成早晚各刷 1 次牙的习惯，每次 3 min。建议患者使用牙线、牙间隙刷、冲牙器等辅助工具保持口腔卫生，避免使用牙签。

（2）告知患者术后 2 h 内可能会有疼痛，可遵医嘱服用止痛药。

（3）告知患者术后 1～2 天内唾液中有少量血丝是正常现象，不必惊慌。嘱患者不要反复吸吮、吐唾，以免出血。

（4）患者若吸烟，劝其戒烟或减少抽烟量。

（5）告知患者术后 2 h 可进温凉软食，不宜进过热、过硬的刺激性食物。术后 24 h 内不宜漱口、刷牙，不宜剧烈运动。

（6）嘱患者如出现口腔出血不止情况，应及时就医。

（7）告知患者注意保持口腔卫生，遵医嘱使用抗菌药物及漱口液。

（8）与患者约定复诊时间，告知患者手术1周后复诊拆线。

第五章 传染病防控期间 儿童口腔科常见疾病护理常规

第一节 窝沟封闭术的护理常规

一、概述

窝沟封闭术是指利用封闭剂的屏障作用，使窝沟与口腔环境隔绝，阻止细菌、食物残渣及其酸性产物等致病因子进入窝洞，有效预防窝沟龋的发生。

二、适应证

（1）患儿口腔内有患龋倾向的牙齿。

（2）牙釉质发育不全、窝沟深、点隙沟比较密集的牙面。

（3）恒牙完全萌出后，龋齿尚未形成，适宜进行窝沟封闭。

三、护理评估

（1）完成对患儿及其家长的流行病史问询。

（2）测量患儿及其家长体温，评估患儿的感染风险与病情危重程度。

（3）在病历中完整记录流行病史问询结果，然后完成"儿童口腔科患者就诊登记表"填写。

（4）了解患儿的全身健康情况，包括一般情况、系统疾病、健康史、过敏史、医牙史、进食和睡眠状况等。

（5）术前进行口腔检查，包括牙齿窝沟状态及口腔情况等。

（6）评估患儿的心理及精神状况，如患儿是否有不良心理反应，对牙齿疾病治疗的心理状态、配合度、依从性。

（7）评估患儿家长是否了解患牙的治疗意义、治疗时间、治疗方法、预后和治疗费用。

四、护理配合流程

（一）物品准备

一次性口腔检查盘、棉卷、一次性漱口杯、吸唾管、吸唾器、低速弯牙科手机、清洁毛刷、酸蚀剂、窝沟封闭剂、光固化机。

（二）操作过程配合

（1）向患儿及其家长简要交代治疗程序，缓解患儿的紧张情绪，取得患儿配合，指导患儿家长签署知情同意书。

（2）核对患儿姓名、病历和牙位，安排患儿坐在治疗椅上，系好胸巾，接好漱口水，嘱患儿漱口，充分暴露手术视野；手术器械台与术区相连，形成一个无菌区，方便医生操作，调整椅位及灯光源。

（3）安装低速弯牙科手机的清洁毛刷并蘸清水，将其传递给医生，医生为患儿清洁窝沟内软垢。

（4）备好隔湿棉卷，待患儿牙面吹干后，传递酸蚀剂给医生。

（5）医生用高压水冲洗患儿牙面，配合吸唾。

（6）医生吹干患儿牙面后隔湿，传递窝沟封闭剂给医生，待医生均匀涂布窝沟封闭剂后，传递光固化机给医生，光固化窝沟 20 s。

（7）取出隔湿棉卷，嘱患儿漱口，传递咬合纸给医生，必要时协助医生做调𬌗准备。

五、护理要点

（1）窝沟封闭的治疗与患儿的配合度密切相关，隔湿效果直接影响封闭术的成败。

（2）治疗过程中应注意观察患儿口内唾液分泌情况，及时更换纱球，保持治疗区域的干燥。

六、健康教育

（1）告知患儿及其家长术后患牙出现轻度疼痛或不适感属于正常现象，如出现剧痛，应及时就诊。

（2）嘱家长定期带患儿复查（3个月、半年或1年），观察窝沟封闭情况，如果发现脱落应重新封闭窝沟，注意保留病历。

（3）患儿及其家长应掌握正确的刷牙方法，保持口腔卫生。

第二节　乳牙根管治疗术的护理常规

一、概述

乳牙根管治疗术是指通过根管预备和药物消毒去除根管内的牙髓及感染物质，然后用可吸收的材料填充根管，达到治疗的目的。乳牙根管治疗术是乳牙牙髓治疗的重要方法。

二、适应证

（1）牙髓坏死而应保留的乳牙。

（2）患根尖周炎症而具有保留价值的乳牙。

三、护理评估

（1）完成对患儿及其家长的流行病史问询。

（2）测量患儿及其家长体温，评估患儿的感染风险与病情危重程度。

（3）在病历中完整记录流行病史问询结果，然后完成"儿童口腔科患者就诊登记表"填写。

（4）了解患儿的全身健康情况，包括一般情况、系统疾病、健康史、过敏史、医牙史、进食和睡眠状况等。

（5）术前进行口腔评估，如乳牙炎症状态、牙根吸收情况及恒牙的发育情况等。

（6）评估患儿的心理及精神状况，如患儿是否有不良心理反应，对牙齿疾病治疗的心理状态、配合度、依从性。

（7）评估患儿家长是否了解患牙的治疗意义、治疗时间、治疗方法、预后和治疗费用。

（8）辅助检查

① X 线检查：协助了解髓腔形态、根尖周病变的范围以及根管治疗情况等。

② 实验室检查：如血常规、凝血功能等，为根尖周疾病治疗提供依据。

四、护理配合流程

（一）物品准备

一次性用物及器械盘、高速牙科手机、各型车针、光滑针、拔髓针、根管锉一套、生理盐水、充填器、暂封氧化锌、cp、麻醉药（需要时）、一次性吸唾管、一次性漱口杯。

（二）操作过程配合

1. 初诊护理配合流程

（1）向患儿及其家长简要交代治疗程序，缓解患儿的紧张情绪，取得患儿配合，指导患儿家长签署知情同意书。

（2）核对患儿姓名、病历和牙位，安排患儿坐在治疗椅上，系好胸巾，接好漱口水，嘱患儿漱口，充分暴露手术视野；手术器械台与术区相连，形成一个无菌区，方便医生操作，调整椅位及灯光源。

（3）连接高速牙科手机及车针，接好吸唾器，并将根管锉、拔髓针、光滑针、冲洗液备好。

（4）医生开髓时，要保护好患儿的舌头，防止被划伤，并吸去口腔中的水。

（5）在医生扩管过程中，随时将冲洗液交予医生进行冲洗。

（6）医生扩管结束后，将 cp、氧化锌、充填器放入器械盘中以备医生使用。

2. 复诊护理配合流程

（1）医生去除暂封材料。及时吸唾，暴露口腔环境，协助医生按压开口器，牵拉患儿舌头，以免涡轮机误伤。

（2）将冲洗针递予医生，及时吸唾。

（3）安装根管预备车针于马达头，与根管预备仪连接，及时吸唾。

（4）协助医生按压纱球，暴露牙位，隔湿，将根管充填糊剂递予医生。

（5）协助医生擦拭挤压多余的根管充填糊剂，准备磷酸锌水门汀（液、粉）于玻璃调拌板上。

（6）调拌磷酸锌水门汀。

（7）及时吸唾，准备适量充填材料，协助医生光固化牙面，递咬合纸，调𬌗。

五、护理要点

（1）在治疗前注意与患儿及其家长沟通，消除患儿及其家长的紧张和恐惧心理。

（2）提前准备好治疗过程中的所需用物，避免中间补充用物时交叉感染。

（3）认真做好治疗前指导，嘱家长协助扶住患儿头部，以免患儿在治疗中受伤。

（4）检查各器械的安全性能，避免在操作中出现误伤、误吞情况。

六、健康教育

（1）封药后的注意事项：嘱患儿半小时内勿喝水、漱口、吃东西，以免影响暂封材料的固化，尽量避免用患侧咀嚼。如发现暂封材料脱落，应随时复诊；若有不适，应随时就诊。

（2）预约下次复诊时间：活髓牙封药一般间隔10～14天复诊，死髓牙封药一般间隔1周复诊。

（3）告知患儿及其家长，根管治疗术后的几天内患儿可能会有轻度不适感，属正常现象。

（4）告知患儿及其家长，治疗后避免咀嚼硬物，以免充填物脱落或牙裂，感觉不适时随时就诊。

（5）嘱患儿及其家长定期检查牙齿，一般建议儿童每半年检查一次。

（6）患儿应掌握正确的刷牙方法，做到有效刷牙。

第三节　根尖诱导成形术的护理常规

一、概述

根尖诱导成形术是指针对牙根未完全形成之前发生牙髓严重病变或根尖周炎症的年轻恒牙，在控制感染的基础上，用药物及手术方法保存根尖部的牙髓或使根尖周组织沉积硬组织，促使牙根继续发育和根尖形成。

二、适应证

（1）牙髓症状已波及根髓，而不能保留或不能全部保留根髓的年轻恒牙。

（2）牙髓坏死或并发根尖周炎症的恒牙。

三、护理评估

（1）完成对患儿及其家长的流行病史问询。

（2）测量患儿及其家长体温，评估患儿的感染风险与病情危重程度。

（3）在病历中完整记录流行病史问询结果，然后完成"儿童口腔科患者就诊登记表"填写。

（4）了解患儿的全身健康情况，包括一般情况、系统疾病、健康史、过敏史、医牙史、进食和睡眠状况等。

（5）术前进行口腔评估，如乳牙炎症状态及恒牙的发育情况等。

（6）评估患儿的心理及精神状况，如患儿是否有不良心理反应，对牙齿疾病治疗的心理状态、配合度、依从性。

（7）评估患儿家长是否了解患牙的治疗意义、治疗时间、治疗方法、预后和治疗费用。

（8）辅助检查

① X 线检查：协助了解髓腔形态、根尖周病变的范围以及牙根发育情况等。

② 实验室检查：如血常规、凝血功能等，为根尖周疾病治疗提供依据。

四、护理配合流程

（一）物品准备

一次性口腔检查盘、治疗用铺巾、一次性漱口杯、吸唾管、车针、高速牙科手机、三用气枪、纱球、开口器、活髓牙（三聚甲醛、磷酸锌水门汀）、死髓牙（拔髓针、冲洗针、cp 小棉球、磷酸锌水门汀）、生理盐水、双氧水、一次性冲洗针、根管锉、根管预备车针、吸潮纸尖、根尖诱导糊剂、无菌小棉球、暂封材料等。

（二）操作过程配合

1. 治疗前

（1）心理护理：向患儿及其家长简要交代治疗程序，缓解患儿的紧张情绪，取得患儿配合，指导患儿家长签署知情同意书。

（2）患儿准备：核对患儿姓名、病历和牙位，安排患儿坐在治疗椅上，系好胸巾，接好漱口水，嘱患儿漱口，充分暴露手术视野；手术器械台与术区相连，形成一个无菌区，方便医生操作，调整椅位及灯光源。

2. 初诊护理配合流程

（1）协助医生按压开口器、暴露局部，及时吸唾。

（2）封药。

① 活髓牙：协助医生做好隔湿，递予医生适量三聚甲醛用

于置入髓腔，调拌暂封材料。

② 死髓牙：递予医生合适型号的拔髓针；递予医生冲洗针，及时吸唾；递予医生 cp 小棉球，调拌暂封材料。

（3）医生检查暂封材料及咬合情况。整理用物，向患者交代注意事项，进行健康宣教，预约下次复诊时间。

3. 复诊护理配合流程

（1）准备用物，检查患儿口内暂封物有无脱落。

（2）协助医生按压患儿口舌，避免误伤，及时吸唾。

（3）遵医嘱递予医生合适型号的拔髓针。递予医生冲洗针，及时吸唾。递予医生相应的根管预备器械、润滑剂。递予医生冲洗针，及时吸唾。

（4）协助医生按压隔湿纱球，递予医生吸潮纸尖。递予医生根尖诱导糊剂、数个无菌小棉球。

（5）调拌水门汀材料，递予医生湿润小棉球修整水门汀材料形状。

五、护理要点

（1）在治疗过程中注意与患儿沟通，消除患儿的紧张和恐惧心理。

（2）术中传递器械时防止误伤、误吞。

六、健康教育

（1）嘱患儿家长勿即刻给予患儿食物，应间隔半小时以上，以免造成暂封材料脱落。

（2）根尖诱导成形术是一个长疗程的治疗方法，需多次反复就诊，每间隔 1 个月、3 个月、半年复诊一次，并拍 X 线片观察牙根发育情况，嘱患儿家长保存好相关病历。

（3）患儿在治疗后 2~3 天内可能会有轻度不适感，属治疗后的正常现象。嘱患儿家长患儿如有严重不适，应及时复诊。

第四节 乳牙预成冠术的护理常规

一、概述

乳牙预成冠分为乳前牙透明树脂冠和乳磨牙金属预成冠。乳前牙透明树脂冠是一种外壳透明，与牙齿形态相近的预成冠。乳磨牙金属预成冠是采用不锈钢或镍铬合金制作的预成全冠。

二、适应证

（1）乳牙大面积龋坏造成牙齿严重缺损。
（2）牙齿发育不全。
（3）单颗牙齿的多个牙面龋坏。

三、护理评估

（1）完成对患儿及其家长的流行病史问询。
（2）测量患儿及其家长体温，评估患儿的感染风险与病情危重程度。
（3）在病历中完整记录流行病史问询结果，然后完成"儿童口腔科患者就诊登记表"填写。
（4）了解患儿近期有无呼吸道疾病，如感冒、鼻炎等。
（5）评估患儿的口腔卫生情况及其家长对口腔保健常识的知晓情况。
（6）评估患儿的心理及精神状况，如患儿是否有不良心理反应，对牙齿疾病治疗的心理状态、配合度、依从性。
（7）评估家长是否了解患牙的治疗意义、治疗时间、治疗方法、预后和治疗费用。

四、护理配合流程

（一）物品准备
物品准备以后牙金属预成冠为例。

（1）常规用物：一次性口腔检查盘、棉卷、一次性漱口杯、吸唾管、吸唾器、护目镜。

（2）牙体预备用物：高速牙科手机、低速直牙科手机、各型金刚砂车针、开口器、金属预成冠、磨石、钢丝剪刀、缩颈钳、咬合纸。

（3）粘接用物：计时器、玻璃离子粘接剂等。

（二）操作过程配合

（1）心理护理：与患儿沟通，初步了解患儿的就诊要求，努力寻找患儿感兴趣的话题进行沟通，消除患儿的紧张、恐惧感，帮其树立信心，指导患儿家长签署知情同意书。

（2）患儿护理：核对患儿姓名、病历和牙位，将患牙的 X 线片放置在治疗椅的阅片灯上，安排患儿坐在治疗椅上，系好胸巾，接好漱口水，取下患儿口罩，指导患儿漱口，调整椅位及灯光源。在患儿口唇周围涂凡士林。

（3）选择合适大小的开口器，将开口器置于患儿对侧乳磨牙区。

（4）安装高速牙科手机，选择合适的车针，将其递予医生进行牙体预备，及时吸唾。

（5）选择合适型号的金属预成冠，递予医生试戴。

（6）传递钢丝剪刀给医生，医生修剪预成冠边缘；传递缩颈钳给医生，协助医生修剪冠外缘。

（7）传递咬合纸给医生，安装低速直牙科手机并将其递予医生，医生调整预成冠直至合适。治疗过程中及时调整椅位灯光。

（8）在低速直牙科手机上安装抛光车针，协助医生对预成冠进行抛光，及时吸出粉屑，充分暴露手术视野。

（9）将调整好的成品冠用 75% 酒精消毒，吹干备用。

（10）按标准比例将玻璃离子粘接剂调成糊状并均匀涂于冠的四周，及时将已涂好粘接剂的冠递予医生戴入患儿口内，计时。

（11）将探针递予医生以去除多余的粘接剂，清洁牙面。

（12）治疗完毕，及时处理用物。

五、护理要点

（1）治疗前要取得患儿信任，避免使用成人化和专业化的语言，消除患儿的恐惧感。

（2）治疗中应该仔细观察患儿的反应，如患儿感到不适，应停止操作，让患儿稍作休息，必要时进行相应处理。

（3）牙科手机停止使用放回插位时，注意牙科手机车针的放置方向应朝下。

（4）及时吸唾，尽量减少患儿起身漱口的次数，减少飞沫喷溅，缩短治疗过程。避免将吸唾管放入患儿口内敏感区，以免引起恶心、呕吐。

六、健康教育

（1）告知患儿及其家长治疗后的几天内出现的不适感属于正常现象，不必紧张，如疼痛难忍应及时就诊。

（2）告知患儿及其家长治疗后可正常进食，避免使用预成冠咬过硬、过黏食物，以免预成冠脱落；如有脱落，应及时复诊。

（3）交代患儿注意保持口腔卫生，早晚刷牙，饭后漱口。

（4）嘱患儿及其家长按时复诊，每 3~6 月定期进行口腔检查，以便发现问题能够及时处理。

第五节　开窗助萌术的护理常规

一、概述

开窗助萌术是指切除无法自主萌出的恒牙表面的牙龈组织，使恒牙尽早长出。

二、适应证

（1）恒牙胚出现异常：恒牙与替换期乳牙或与同名牙相比迟萌明显。

（2）牙龈增厚：需助萌的牙已达牙槽嵴顶部，切段在龈黏膜下，可被扪及，但因局部软组织致密，导致萌出困难者。

三、护理评估

（1）该治疗需按三级防护要求进行操作。

（2）完成对患儿及其家长的流行病史问询。

（3）测量患儿及其家长体温，并评估患儿的感染风险与病情危重程度。

（4）在病历中完整记录流行病史问询结果，然后完成"儿童口腔科患者就诊登记表"填写，指导患儿家长填写开窗助萌术知情同意书。

（5）了解患儿的全身健康情况，包括一般情况、系统疾病、健康史、过敏史、医牙史、进食和睡眠状况等。

（6）了解并观察患儿的局部症状和体征，如患儿口腔内牙龈红肿的程度，口腔内是否有破溃、出血等。

（7）评估患儿的心理及精神状况，如患儿是否有不良心理反应，对牙齿疾病治疗的心理状态、配合度、依从性。

（8）评估患儿家长是否了解患牙的治疗意义、治疗时间、治疗方法、预后和治疗费用。

（9）检查患儿牙齿有无松动及松动程度。

（10）辅助检查

① CBCT 检查：协助了解患儿牙齿生长、下颌骨等情况。

② 实验室检查：血常规、传染病四项。

四、护理配合流程

（一）物品准备

一次性口腔检查盘、无菌洞巾、吸唾管、一次性漱口杯、甲硝唑漱口液、0.1%碘伏、棉签、凡士林、阿替卡因肾上腺素、麻醉药注射器、麻醉药注射针头、无菌刀柄、无菌刀片、无菌剪刀、无菌止血钳、无菌棉球、无菌手套。

（二）操作过程配合

（1）嘱患儿含漱甲硝唑漱口液 1 min，并用凡士林棉签润滑患儿口角。

（2）将椅位调成治疗位，调好灯光，递予医生碘伏棉签和麻醉药。协助医生消毒患儿口腔及面部。

（3）协助医生铺洞巾，递予医生刀柄及刀片，协助吸唾，保证治疗区域及口镜镜面清洁，保持医生术野清晰。

（4）接过刀柄，递予医生棉球，协助医生止血。

（5）协助医生擦净患儿口唇及面部血迹等。

（6）调整椅位，嘱患儿静坐 1~2 min 后缓慢起身，整理用物。

五、护理要点

（1）治疗前嘱患儿在治疗过程中不要用口呼吸，训练患儿学会腹式呼吸，避免操作中口镜镜面模糊，遮挡视野。

（2）手术过程中严格执行无菌操作原则。

（3）在医生注射麻醉药前，检查注射器是否严密，核对麻醉药的名称、浓度、剂量和有效期等，告知患儿尽量放松，观察患儿用药后反应。

（4）嘱患儿治疗中若感觉不适，及时举手示意。若患儿有不适情况，及时汇报医生停止操作，待患儿症状缓解后再行治疗。

六、健康教育

（1）指导患儿掌握正确的刷牙方法，建议患儿养成早晚各刷 1 次牙的习惯，每次 3 min。建议患儿使用牙线、牙间隙刷、冲牙器等辅助工具保持口腔卫生，避免使用牙签。

（2）告知患儿及其家长治疗结束 2 h 后可进食，当天进温凉食物，勿用患侧咀嚼，防止伤口出血。

（3）告知患儿咬紧棉球 30 min，24 h 后可正常刷牙，保持口腔卫生，不要舔舐伤口。

（4）告知患儿家长遵医嘱按时复查。

第六节　乳牙牙髓切断术的护理常规

一、概述

乳牙牙髓切断术是在局部麻醉下切除或去除冠髓组织，用药物覆盖牙髓创面以保存根部健康牙髓组织的治疗方法。

二、适应证

（1）深龋治疗时意外露髓。

（2）外伤冠折露髓 24 h 内。

（3）可逆性的牙髓炎。

三、护理评估

（1）完成对患儿及其家长的流行病史问询。

（2）测量患儿及其家长体温，评估患儿的感染风险与病情危重程度。

（3）在病历中完整记录流行病史问询结果，然后完成"儿童口腔科患者就诊登记表"填写。

（4）了解患儿的全身健康情况，包括一般情况、系统疾病、健康史、过敏史、医牙史、进食和睡眠状况等。

（5）评估患儿的口腔卫生情况及其家长对口腔保健常识的知晓情况。

（6）了解并观察患儿的局部症状和体征，如患牙的状况、疼痛性质，有无局部肿胀、溃疡等。

（7）评估患儿的心理及精神状况，如患儿是否有不良心理反应，对牙齿疾病治疗的心理状态、配合度、依从性。

（8）辅助检查

① X 线检查：协助了解乳牙牙根吸收情况，如乳牙牙根吸收超过根长的 1/2，则不宜做牙髓切断术。

② 实验室检查：如血常规、凝血功能等，为疾病治疗提供依据。

四、护理配合流程

（一）物品准备

一次性口腔检查盘、水门汀充填器、低速牙科手机、高速牙科手机、车针、橡皮障、锐利挖匙、碘伏或 75% 酒精、棉卷、生理盐水、3% 过氧化氢溶液、一次性吸唾管、一次性漱口杯、局麻药、盖髓剂（iroot-bp、vitapex、氢氧化钙水糊剂）、氧化锌、丁香油、玻璃离子水门汀、一次性无菌注射器、无菌小棉球。

（二）操作过程配合

（1）指导患儿家长签署知情同意书并记录体温，根据医嘱选择患者所需治疗项目。

（2）核对患儿病历及患儿姓名。引导患儿上椅位，系好胸巾，备好检查盘及水杯，并指导患儿用漱口液（传染病防控期间用 10 mL 5% 碘伏和 30 mL 0.9% 氯化钠的混合液）漱口，含漱三次，每次至少持续 1 min，按治疗需要调节椅位及灯光。

（3）安装强吸唾管，检查盘、用物摆放到位。

（4）对于需使用牙科手机操作钻牙的患儿，医护双人核对患牙，待医生注射麻醉药后，询问患儿是否有头晕、心慌等不适，若无不适则嘱患儿放松休息，若有不适则立即放平椅位并通知医生。

（5）协助医生安装橡皮防水障，保证橡皮障布挡住患儿整个口腔和鼻孔，术区橡皮障布和患牙分别用碘伏、75% 酒精各消毒 1~2 min。

（6）将安装好高速车针的牙科手机递给医生，协助医生去除腐质、制备洞形（更换无菌球钻、锐利挖匙待切除牙髓时）、接髓顶，用一次性无菌注射器抽取3%过氧化氢溶液或生理盐水递给医生进行交替冲洗，及时吸唾，以免患儿吐唾液时污染牙髓。

（7）医生去除部分病变牙髓时，应备好无菌小棉球及生理盐水，以便医生局部消毒、止血，同时在椅旁吸唾，保持患儿口腔干燥。

（8）医生止血后，及时调拌盖髓剂、氧化锌及充填材料。

（9）在整个诊疗过程中，采用四手操作与医生密切配合。协助医生调节灯光以保持视野清晰，同时观察术中患儿的反应，及时向医生反馈。注意及时吸唾，并使用强吸，同时配合医生吸走钻牙过程中出现的粉尘、碎屑，切忌忙中出错，避免造成不必要的职业暴露。

五、护理要点

（1）指导患儿在治疗过程中不要用口呼吸，避免误吞冲洗液、碎屑及细小治疗器械。嘱患儿在治疗过程中如有不适举左手示意，不能随意讲话和转动头部及躯干，以防意外伤及口腔和面部组织。

（2）指导患儿术中使用开口器，缓解疲劳，防止颞下颌关节功能紊乱。

六、健康教育

（1）嘱患儿及其家长术后一个月勿食过冷和过热的食物，以免刺激牙髓。

（2）嘱患儿家长患儿如有疼痛、牙齿变色等情况及时就诊。

（3）行前牙治疗后，嘱患儿勿用前牙咬硬食物，以免充填物脱落。

（4）嘱患儿家长定期带患儿复查并保留病历及牙片。

第七节　乳牙拔除术的护理常规

一、概述

儿童时期乳牙对建立正常的恒牙颌起着重要的作用，应尽可能避免乳牙的早失。在生理性替换以及患牙体疾病而不能再设法保留乳牙等情况下，需拔除乳牙。

二、适应证

（1）不能保留的患牙。

① 牙冠破坏严重而无法再修复的乳牙或已成残冠、残根者。

② 生理性替换的露髓牙；牙根吸收 1/3 以上，根管感染不宜做根管治疗者；根尖、根分叉区骨质破坏范围广，尤其是炎症已涉及后继恒牙牙胚，或恒牙牙根已大部分形成；乳牙根尖周感染致牙根吸收受影响，受后继恒牙萌出力的推压，患牙根尖露于龈外，甚至局部黏膜发生创伤性溃疡。

③ 外伤致牙根近颈部 1/2 区折断的乳牙，或处于骨折线上不能治愈的乳牙。

④ 有病灶感染迹象而不能彻底治愈的乳牙。

（2）因咬合诱导需拔除的乳牙。

① 后继恒牙即将萌出或已萌出，乳牙松动明显或成滞留牙。

② 影响恒牙列正常形成的乳牙，如低位乳牙或为减数顺序拔牙需拔除者。

（3）其他多生牙及不能保留的新生牙。

三、禁忌证

1. 全身状况

（1）患白血病、血友病、贫血、血小板减少症等血液病的患儿。

（2）患糖尿病、甲状腺功能亢进等内分泌疾病的患儿。

（3）有心脏、肾脏疾病等的患儿。

（4）急性感染、发热者。

2. 局部因素

（1）牙根尖周组织和牙槽骨急性炎症明显者，应先用药物控制炎症。

（2）患儿伴急性广泛性牙龈炎或严重口腔黏膜疾病，应在炎症得到控制后再行拔牙术。

四、护理评估

（1）完成对患儿及其家长的流行病史问询，确认患儿及所有陪同人员的信息。

（2）使用非接触式红外线体温枪测量患儿及其家长体温，评估患儿的感染风险与病情危重程度。

（3）在病历中完整记录流行病史问询结果，完成"儿童口腔科患者就诊登记表"填写。

（4）仔细询问患儿家长患儿有无疾病及药物过敏史，必要时做麻醉药过敏试验，并记录结果，将检查结果及时通知医生。对于一些情况较为复杂的乳牙，还应进行X线检查。

（5）评估患儿及其家长对乳牙拔除的认知程度。

（6）通过X线片了解乳牙牙根吸收的程度、恒牙生长情况。

（7）评估患儿的情绪反应，如有无急躁、恐惧的表现。

（8）评估患儿的全身健康情况及心理特征。

（9）评估患儿家长对治疗费用的接受情况。

五、护理配合流程

（一）术前准备

1. 物品准备

一次性口腔器械盒、碘伏棉球、灭菌棉球、经过严格消毒的乳牙牙钳、牙挺和其他辅助器械。

2. 患儿准备

（1）在拔牙前，指导患儿使用1%聚维酮碘含漱液含漱

3 次，每次 1 min。漱口后应使用吸引器吸除漱口液。

（2）患儿就诊时，允许一名患儿家属在诊室陪诊，诊室地面设"家属陪诊区"定位标识。嘱家属在患儿口腔操作区域对面的牙椅末端的陪诊区，确保家属距离操作区 2 m 以上，并嘱家属佩戴口罩，确保家属既不影响医护人员操作，也可看到患儿治疗时的表情，以便适时给予患儿安抚。

（3）应根据不同患儿的年龄及身材选择大小不同的辅助坐垫，使患儿舒适地坐在牙科椅上，然后根据治疗部位调整光源、椅位高低和靠背、头枕位置等。患儿检查时的椅位可采用坐式和仰卧式两种，护士应根据患儿的不同情况和要求灵活地调节椅位。一般情况下诊治上颌牙时，调整椅位应使患儿张口后的上颌平面与地面成 45°，椅位高度稍高于医生的肘关节；诊治下颌牙时，调整椅位应使患儿张口后的下颌平面与地面平行，椅位高度与医生肘部平齐，要求调整时动作轻快有序。

（4）安排患儿坐在牙椅上并为患儿围好胸巾，备好检查器械，放好一次性漱口杯。调节照明灯光以便于医生进行检查，检查过程中还可以继续根据医生的要求适当调节患儿头部的位置和灯光的方向。

3. 医护准备

根据患儿乳牙情况选择麻醉方式，包括浸润麻醉和表面麻醉。浸润麻醉即在患牙前庭沟涂抹丁卡因，局部表面麻醉 1~2 min 后注射 1~2 mL 碧兰麻浸润麻醉，2~3 min 后拔除。表面麻醉即在患牙周围牙龈包括前庭沟涂抹丁卡因麻醉，1~2 min 后直接拔除。

（二）操作过程配合

（1）术前对患儿进行心理安慰，告知患儿拔牙的重要性，强调操作过程不会产生疼痛感，同时需家长给予配合，鼓励患儿，循序渐进，对一开始非常紧张的患儿不强行操作。

（2）协助医生用 1% 碘伏棉球消毒患牙周围牙龈，分离牙龈。

（3）术前与医生再次检查、核对患牙，以免误拔。

（4）选用适合患牙牙颈部的牙钳。乳牙拔除术常可省略牙挺的使用，拔除残根时则主要使用牙挺或根尖挺。

（三）术后护理

（1）向患儿家长说明患儿术后可能会出现轻微不适，术后24 h内有少许渗血属正常现象，尽量少说话，切勿漱口。

（2）告知患儿勿因好奇或有异样感而触摸伤口，以免感染。

（3）告知患儿不可咬唇、颊等暂时麻木的黏膜处，防止造成不必要的创伤。

（4）嘱患儿咬紧棉球30 min，2 h内禁食，2 h后进温凉的流食或半流食，不可用患侧咀嚼。

（5）告知患儿及其家长术后有明显的大出血、疼痛、肿胀、发烧、张口受限等症状时应及时就诊。

（6）做好用药指导。

六、健康教育

（1）嘱患儿养成良好的口腔卫生习惯，早晚刷牙，饭后漱口。

（2）指导患儿采用正确的刷牙方法。

（3）建议儿童每3~6个月进行口腔检查。

（4）指导患儿合理饮食：少吃糖果、饼干等精制糖类，鼓励多吃富含粗纤维的食物，如蔬菜等。

（5）向患儿家长解释保留乳牙有利于儿童的生长发育，有利于恒牙的萌出及恒牙列的形成，有利于发音及保护心理，乳牙缺失可影响消化系统等。

第六章 传染病防控期间
修复科常见疾病护理常规

一、概述

口腔印模是一种反映口腔或颌面部某些组织和器官的解剖形态的阴性印模。

二、适应证

各类牙齿修复。

三、护理评估

（1）完成对患者的流行病史问询。

（2）测量患者体温，评估患者的感染风险与病情危重程度。

（3）在病历中完整记录流行病史问询结果，然后完成"修复科患者就诊登记表"填写。

（4）询问患者近期有无呼吸道疾病史及相应症状，如感冒、咳嗽、鼻炎等。

（5）评估患者的口腔卫生情况及对口腔保健常识的知晓情况。

（6）评估患者的心理及精神状况：精神状态、睡眠和进食情况、其他全身症状，是否有不良心理反应，对牙齿疾病治疗的心理状态、配合度、依从性。

（7）评估患者是否了解患牙的治疗意义、治疗时间、治疗方法、预后和治疗费用。

四、护理配合流程

（一）物品准备

一次性口腔检查盘、手套、一次性托盘、凡士林油、计时器、水量器、调拌刀、橡皮碗、硅橡胶轻体、硅橡胶重体、藻酸盐印模材料、超硬石膏、硅橡胶咬合记录材料、硅橡胶注射枪、硅橡胶轻体混合头、刀柄、刀片。

（二）治疗流程及护理配合

1. 治疗前

（1）心理护理：向患者简要交代治疗程序，缓解患者的紧张感，取得患者配合，指导患者签署知情同意书。取模前提醒患者放松，不要紧张。如果患者出现恶心、呕吐等不适症状，嘱患者深呼吸、低头、鼻吸气、嘴呼气。

（2）患者护理：核对患者姓名、病历和牙位，安排患者坐在治疗椅上、系好胸巾、接好漱口水，指导患者漱口，调整椅位及灯光源。在患者口唇周围涂抹凡士林。

2. 治疗中

（1）再次核对患者信息，准备一次性口腔检查盘，协助调整椅位及灯光。

取上颌印模时，调整椅位至患者上颌与医生肘部相平或稍高，患者张口时，上颌牙面的平面与地面平行。

取下颌印模时，调整椅位至患者下颌与医生上臂中部相平，患者张口时，下颌牙弓平面与地面大致平行。

（2）根据患者牙弓大小、形态、高低、印模材料的不同，选择合适的托盘递予医生，协助医生教会患者配合制取模型。

【制取工作模（硅橡胶印模）】

① 协助医生吸出患者口腔内唾液，将患者口腔内唾液吹干，将硅橡胶轻体混合头安装于混合枪备用并递予医生。

② 洗手，将硅橡胶印模材料基质和催化剂按 1∶1 的体积比调拌 30 s 放入托盘。

③ 记录硅橡胶印膜材料放入患者口内的时间（计时 3 min），

调整椅位为直立位。印模制取过程中密切观察患者的反应，并给予患者相应的指导。

④ 给予修整刀修整印模。

⑤ 用清水冲洗印模后再用 75% 酒精喷洒消毒，将印模静置 30 min，密闭保存后送入灌模室灌注石膏模型。

⑥ 嘱患者漱口，协助患者清理嘴唇及面部。

【制取对合模（藻酸盐印模）】

① 根据合适的水粉比例调拌藻酸盐印模，调拌分手调法和机器调法，手调法是用八字手法调拌，一般调拌时间在 30~45 s，避免气泡进入。

② 将调拌好的藻酸盐分次放置于托盘内，上上颌托盘时先将材料在碗壁收成团状，用调拌刀将形成的材料从托盘最高处由腭顶中央盛入，然后左右推入，盛入上颌托盘，将下颌材料调拌好后，先用调拌刀将材料在碗壁挤压形成条状，然后将条状材料由托盘中端向近中端旋转盛入下颌托盘。

③ 放入患者口内，计时 2 min，取出托盘。

④ 嘱患者漱口及清理口唇及面部，及时灌模。

⑤ 协助医生填写设计加工单，与患者预约下次复诊时间并留取联系方式。

【灌模】

① 在盛有适量水的橡皮碗中，加入石膏（按石膏 100 g、水 60 mL 的比例取量），用调拌刀调和均匀，调拌时间不应超过 50 s，然后打开振动仪，振出石膏中的气泡。

② 取少许调和至糊状的石膏置于印模较高处（如上颌腭顶、下颌舌侧），左手持托盘柄或托盘外侧轻轻振动印模托盘，使石膏流入印模的牙冠部分；继续添加石膏，直到盛满整个印模为止。

③ 将剩余石膏倒于玻璃板上，把印模翻转于玻璃板上，轻轻调整，使印模面与玻璃板平行。模型要求：殆面与模型底部的厚度，下颌为 3.5~4.0 cm，上颌为 4.0~4.5 cm。为了保持原来的印模边缘，使模型上具有黏膜转折处的形态，可用调拌刀

将石膏盖过印模周围边缘约 3 mm，除去多余石膏。

【脱模】

① 模型灌注后静置 30 min，待石膏凝固变硬后将模型从玻璃板上取下。

② 用小刀除去托盘周围的石膏和印模材料，小心地顺着石膏牙长轴方向，轻轻将印模松动后取下并分离出模型，避免折断。

五、护理要点

（1）在口腔诊疗中采用四手操作，四手操作可以提高医疗质量，有利于控制感染。

（2）给患者使用漱口水可减少气溶胶和飞溅物中口腔微生物的量，也可减少侵入性操作过程中患者血液中微生物的量，且治疗前给患者使用漱口水具有持久抗菌的作用。

（3）在调拌过程中，硅橡胶要混合均匀，用手指尖腹部揉捏，避免使用手掌心，以防体温传导加速印模材料的凝固，避免调拌时间过长，藻酸盐调拌过程中若发现水、粉比例不合适，不应再加入水或粉。

（4）调拌时，应顺着一个方向均匀调拌。硅橡胶调拌时间最好在 30 s 内，藻酸盐调拌时间控制在 40~60 s 为宜。

（5）灌注模型时，石膏应从印模的一侧逐渐加到另一侧，并从高处或边缘开始，在缓慢振荡下排除气泡，使石膏从高处流向各个微细部位。硅橡胶在取模 30 min 后灌模，藻酸盐取模后及时灌注，避免时间过长而变形。

（6）掌握好脱模和模型的应用时机。脱模应在石膏凝固后，即灌注后 1 h 左右进行，模型在灌注后 24 h 使用。

（7）石膏在凝固过程中存在体积膨胀情况，体积膨胀度与水粉的比例有关。当粉多水少时，体积膨胀度较大。

六、健康教育

（1）嘱患者如感牙齿明显不适，应及时回院复诊。

（2）饮食指导：治疗后嘱患者可正常进食，避免以患牙咀嚼硬物，注意口腔卫生，进食后应漱口，保持口腔清洁。

第二节　牙体预备术的护理常规

一、概述

牙体预备是口腔修复专业术语，牙体预备泛指为恢复、改善或重建缺损、缺失人牙的解剖外形及生理功能，通过牙科器械对患牙或缺失牙相邻牙牙体进行去龋及外形修整，以满足修复体的固位、支持、美观及功能需要的技术操作。

二、适应证

需要做冠、嵌体、贴面的牙齿。

三、护理评估

（1）完成对患者的流行病史问询。

（2）测量患者体温，评估患者的感染风险与病情危重程度。

（3）在病历中完整记录流行病史问询结果，然后完成"修复科患者就诊登记表"填写。

（4）询问患者近期有无呼吸道疾病史及相应症状，如感冒、咳嗽、鼻炎等。

（5）评估患者的口腔卫生情况及对口腔保健常识的知晓情况。

（6）评估患者的心理及精神状况：精神状态、睡眠和进食情况、其他全身症状，是否有不良心理反应，对牙齿疾病治疗的心理状态、配合度、依从性。

（7）评估患者是否了解患牙的治疗意义、治疗时间、治疗方法、预后和治疗费用。

四、护理配合流程

（一）物品准备

（1）常规用物：一次性口腔检查盘、治疗用铺巾、一次性漱口杯、吸唾管、三用气枪、高速牙科手机、护目镜、凡士林棉签、低速牙科手机。

（2）牙体预备用物：各类金刚砂车针、咬合纸、棉卷。必要时备麻醉药及注射器械，核查麻醉药及材料名称、有效期和质量。

（3）排龈用物：排龈线、排龈刀（或者排龈膏）、计时器、眼科剪、盐酸肾上腺素。

（4）制取印模用物：藻酸盐印模材料、托盘、水量器、橡皮碗、调拌刀、聚醚印模材料、聚醚硅橡胶混合机、一次性混合头、硅橡胶注射枪、硅橡胶咬合记录材料及混合枪头。

（5）制作临时冠用物：四分之一托盘、临时牙树脂材料及混合枪、一次性搅拌头、临时牙粘接材料、调拌纸、调拌刀、低速直牙科手机、树脂抛光磨头。

（6）比色用物：比色板、相机、塑料拉钩一套、镜子。

（二）治疗流程及护理配合

1. 治疗前

（1）心理护理：向患者简要交代治疗程序，缓解患者的紧张感，取得患者配合，指导患者签署知情同意书。

（2）患者护理：核对患者姓名、病历和牙位，将患牙的X线片放置在治疗椅的阅片灯上，安排患者坐在治疗椅上、系好胸巾，接好漱口水，指导患者漱口，调整椅位及灯光源。在患者口唇周围涂抹凡士林。

2. 治疗中

（1）麻醉药注射：活髓牙牙体预备前需注射麻醉药，嘱患者用漱口水漱口，用凡士林棉签润滑患者口角，遵医嘱选用口腔局部麻醉药，用注射器取麻醉药，将碘伏棉签递予医生消毒，递予医生无针注射推进器并配合注射，注射后观察并询问患者反应。

（2）取硅橡胶模型以制作临时牙（参考本章第一节的"硅橡胶印模"方法）。

（3）牙体预备：选择合适的车针，将其安装于高速牙科手机，牵拉患者口角，压住舌体，暴露术区；及时吸出牙科手机冷却水及患者唾液，为医生提供清晰视野，对患牙的颊舌面、邻面、颌面、颈缘等部位进行制备。不同部位所需的车针各不相同，及时协助医生更换车针。安装车针时，要保证车针安装到位。

（4）缩龈：向医生传递缩龈物品及排龈器械，如用排龈膏需计时，必要时传递眼科剪，协助医生剪掉多余的排龈线。

（5）制取印模：选用合适的托盘及印模材料，调拌印模材料，配合医生制取印模，印模消毒后灌注。

（6）蜡颌记录：点燃酒精灯，备蜡片，协助医生制定蜡颌记录，将蜡颌记录置于冷水杯中妥善保管并登记。

（7）协助制作及粘固暂时修复体：选用临时牙树脂材料制作暂时修复体，在牙科手机上安装合适的磨头，递给医生咬合纸调节咬合，协助医生抛光，选用暂时粘接剂，按比例调拌，将粘接剂均匀置于暂时修复体内冠，递给医生进行修复体粘固并计时。

（8）修复体比色：递给医生比色板，为患者提供采光环境，协助医生比色，拍照、登记。

五、护理要点

（1）在口腔诊疗中采用四手操作，四手操作可以提高医疗质量，有利于控制感染。

（2）给患者使用漱口水可减少气溶胶和飞溅物中口腔微生物的量，也可减少侵入性操作过程中患者血液中微生物的量，且治疗前给患者使用漱口水具有持久抗菌的作用。

（3）注射麻醉药前，应询问患者的疾病史，如有高血压，应测量血压，询问患者过敏史及进食情况，认真核对药名及有效期。注射麻醉药时，嘱患者放松，观察患者用药后有无不良反应。

（4）使用牙科手机操作前确认车针安装到位，防止操作时车针脱落。

（5）牙科手机停止使用放回插位时，注意牙科手机车针的放置方向应朝下。

（6）在牙体预备过程中，应该仔细观察患者的反应，如患者感到不适，应停止操作，让患者稍作休息，必要时进行相应处理。

（7）及时吸唾，尽量减少患者起身漱口的次数，减少飞沫喷溅。避免将吸唾管放入患者口内敏感区，以免引起恶心、呕吐。

六、健康教育

（1）告知患者牙体预备过程中可能会有牙齿对冷热敏感现象，嘱患者最好不要食用过冷、过热、过酸等对牙髓有刺激性的食物。

（2）嘱患者避免使用暂时修复体咬过硬、过黏食物，以免暂时修复体脱落；如有脱落，应及时复诊。

（3）嘱患者按时复诊，避免时间过长而影响修复体戴入。

（4）嘱患者注意保持口腔卫生，如感不适及时就诊。

第三节　桩核冠的护理常规

一、概述

桩核冠是临床中经常应用的一种桩核与冠的复合修复体，它的使用使一些残根、残冠得以保留，同时使一些牙列缺损的固定修复得以实现。

二、适应证

（1）临床冠大部分缺损，无法直接应用冠类修复者。

（2）临床冠完全缺损或缺损断面位于龈下，但根有足够长度，经冠延长术或牵引术后可暴露根面者。

（3）需改变牙齿倾斜方向而不适于做正畸治疗的错位牙、扭转牙。

（4）畸形牙直接预备固位形不良者。

三、护理评估

（1）完成对患者的流行病史问询。

（2）测量患者体温，评估患者的感染风险与病情危重程度。

（3）在病历中完整记录流行病史问询结果，然后完成"修复科患者就诊登记表"填写。

（4）询问患者近期有无呼吸道疾病及相应症状，如感冒、咳嗽、鼻炎等。

（5）评估患者的口腔卫生情况及对口腔保健常识的知晓情况。

（6）评估患者的心理及精神状况：精神状态、睡眠和进食情况、其他全身症状，是否有不良心理反应，对牙齿疾病治疗的心理状态、配合度、依从性。

（7）评估患者是否了解患牙的治疗意义、治疗时间、治疗方法、预后和治疗费用。

四、护理配合流程

（一）物品准备

（1）常规用物：一次性口腔检查盘、治疗用铺巾、一次性漱口杯、吸唾管、三用气枪、凡士林棉签、高速牙科手机、低速牙科手机、防护膜、护目镜、75％酒精。

（2）根管备用物：金刚砂车针、球钻、Peeso reamer 根管预备钻。

（3）制作纤维桩树脂核用物（以 ParaCore 双固化复合树脂为例）：预成桩套装（预成纤维桩、专用根管预备钻）、ParaCore 双固化粘接树脂、ParaCore 双固化粘接树脂混合枪、一次性搅拌头、前处理液、粘接剂 A&B、棉棒、双碟、吸潮纸尖、光固化灯。

（4）间接法制取桩核印模用物。

（二）治疗流程及护理配合

1. 治疗前

（1）心理护理：向患者简要交代治疗程序，缓解患者的紧张感，取得患者配合，指导患者签署知情同意书。

（2）患者护理：核对患者姓名、病历和牙位，将患牙的 X 线片放置在治疗椅的阅片灯上，安排患者坐在治疗椅上、系好胸巾，接好漱口水，指导患者漱口，调整椅位及灯光源。在患者口唇周围涂抹凡士林。

2. 治疗中

（1）再次核对患者基本信息，准备一次性口腔检查盘。

（2）遵医嘱准备用物，调整椅位灯光。

（3）递钢直尺予医生。

（4）在低速牙科手机上安装球钻或在高速牙科手机上安装金刚砂车针后递予医生。

（5）去除根管口的暂时充填材料后，在低速牙科手机上更换安装 Peeso reamer 根管预备钻或预成桩系统配套的根管预备钻。

（6）适时使用三用气枪轻轻吹掉根管口附近切碎的氧化锌糊剂、牙胶等根管充填材料。

（7）选择与根管形态相适应的纤维桩，用酒精消毒后备用，将 75% 酒精棉球用镊子挑成细棉条递予医生。

（8）关闭治疗椅上的照明灯，将前处理液垂直滴入双碟，用棉棒蘸取后递予医生，计时 30 s。

（9）选择与根管相应粗细的吸潮纸尖，后递予医生吸潮纸尖以吸去多余的前处理液，直至吸潮纸尖干燥。

（10）将粘接剂 A 液与 B 液按 1∶1 的体积比垂直滴入双碟混合，用另一棉棒混匀后递予医生。粘接剂涂布 30 s 后递予医生吸潮纸尖以吸除多余的粘接剂，直至吸潮纸尖干燥。

（11）在粘接树脂混合枪上安装一次性搅拌头，将粘接树脂枪递予医生，待树脂充满根管后从医生手中接过粘接树脂枪，将纤维桩递予医生，纤维桩就位后，再次将粘接树脂混合枪递予医生。

（12）递予医生光固化灯，光照 20 s 直至树脂完全固化。

（13）递予医生高速牙科手机并安装树脂车针预备树脂桩核。

（14）协助医生取树脂桩核。

（15）整理用物，与患者预约桩核戴冠时间。

五、护理要点

（1）在口腔诊疗中采用四手操作，四手操作可以提高医疗质量，有利于控制感染。

（2）给患者使用漱口水可减少气溶胶和飞溅物中口腔微生物的量，也可减少侵入性操作过程中患者血液中微生物的量，且治疗前给患者使用漱口水具有持久抗菌的作用。

（3）操作前向患者介绍操作方法、桩核材料及费用。

（4）在根管预备过程中要及时协助医生按顺序更换安装 Peeso reamer 根管预备钻并测量好长度。

（5）使用双固化树脂粘接过程中要及时调整牙椅光源，避免灯光过亮加速树脂的固化。

（6）及时吸唾，尽量减少患者起身漱口的次数，减少飞沫喷溅。避免将吸唾管放入患者口内敏感区，以免引起恶心、呕吐。

（7）使用牙科手机操作前确认车针安装到位，防止操作时车针脱落。

（8）牙科手机停止使用放回插位时，注意牙科手机车针的放置方向应朝下。

六、健康教育

（1）核制作期间，嘱患者进食时小心使用患牙，食温凉细软食物，避免食用过硬的食物，防止牙体暂封材料脱落。

（2）告知患者粘接剂在 24 h 内达到最高强度，嘱患者在此期间避免食用过黏食物，防止修复体脱落。

（3）嘱患者保持良好的口腔卫生习惯，及时复诊。

第四节　贴面粘接的护理常规

一、概述

贴面又称牙贴面，是采用粘接技术，对牙齿表面缺损、着色牙、变色牙和畸形牙等，在保存活髓、少磨牙或不磨牙的情况下，用修复材料直接或间接粘接覆盖，以恢复牙体正常形态和改善牙齿色泽的一种修复方法。贴面一般较多用于前牙。

二、适应证

（1）牙体部分缺损：牙面缺损、前牙切缘缺损、大面积浅表缺损等。

（2）牙体颜色异常：四环素牙、氟牙症、牙釉质发育不全、钙化不全牙、变色牙等。

（3）牙体形态异常：过小牙、畸形牙等。

（4）牙列异常：舌侧错位等。

（5）其他：如前牙间隙过大等。

三、护理评估

（1）完成对患者的流行病史问询。

（2）测量患者体温，评估患者的感染风险与病情危重程度。

（3）在病历中完整记录流行病史问询结果，然后完成"修复科患者就诊登记表"填写。

（4）询问患者近期有无呼吸道疾病及相应症状，如感冒、咳嗽、鼻炎等。

（5）评估患者的口腔卫生情况及对口腔保健常识的知晓情况。

（6）评估患者的心理及精神状况：精神状态、睡眠和进食情况、其他全身症状，是否有不良心理反应，对牙齿疾病治疗的心理状态、配合度、依从性。

（7）评估患者是否了解患牙的治疗意义、治疗时间、治疗方法、预后和治疗费用。

四、护理配合流程

（一）物品准备

（1）常规用物：一次性口腔检查盘、治疗用铺巾、一次性漱口杯、吸唾管、棉球、75%酒精棉球、三用气枪、高速牙科手机、低速弯牙科手机、低速直牙科手机、光固化灯、棉签、护目镜、塑料拉钩、相机、比色板、抛光膏。

（2）局麻用物：碘伏棉签、麻醉药注射器及注射针头、麻醉剂。

（3）牙体预备用物：贴面预备车针、排龈器、排龈线、排龈膏、眼科剪、盐酸肾上腺素。

（4）粘接用物：洁治器、牙线、咬合纸、磨头、橡皮轮、咬合纸辅助夹、酸蚀剂、5%氢氟酸溶液及中和粉、95%乙醇溶液浸泡盒、牙本质处理剂、牙本质粘接剂、牙釉质粘接剂、硅烷预处理剂、小毛刷、调拌刀、调拌纸、避光盒、光固化树脂材料及催化剂、邻面金刚砂条。

（二）治疗流程及护理配合

1. 治疗前

（1）心理护理：向患者简要交代治疗程序，缓解患者的紧张感，取得患者配合，指导患者签署知情同意书。

（2）患者护理：核对患者姓名、病历和牙位，将患牙的 X 线片放置在治疗椅的阅片灯上，安排患者坐在治疗椅上、系好胸巾，接好漱口水，指导患者漱口，调整椅位及灯光源。在患者口唇周围涂抹凡士林。

2. 治疗中

（1）递予医生洁治器以去除临时贴面材料，及时吸唾。

（2）根据需要递予医生相应用物，检查邻接关系时递予医生牙线，检查咬合关系时递予医生咬合纸。

（3）在低速牙科手机上安装长柄磨头、橡皮轮后将其递予医生，以对贴面进行调改、抛光。

（4）用强吸管吸粉尘、碎屑。

（5）协助医生挑选颜色合适的材料，将试色糊剂涂抹于贴面的组织面，递予医生并记录。试色完毕，清洁牙面，冲洗时及时吸唾。

（6）用5%氢氟酸溶液酸蚀贴面的组织面，60 s后用三用气枪加压冲洗，30 s后吹干，将贴面置于95%乙醇溶液浸泡盒中，超声振荡3 min后吹干。

（7）取硅烷偶联剂于避光盒中，用小毛刷蘸取硅烷偶联剂，将其均匀涂抹在贴面的组织面，60 s后吹干。继续在贴面的组织面上涂抹牙釉质粘接剂，吹匀。

（8）递予医生低速牙科手机，安装抛光杯，蘸取抛光膏递予医生。

（9）准备排龈线、排龈器。

（10）准备合适长度的生胶布递予医生。

（11）递予医生酸蚀剂，协助医生记录酸蚀时间，吸唾。

（12）依次准备预处理剂、牙本质粘接剂、牙釉质粘接剂于避光盒中，用小毛刷分别蘸取后递予医生。

（13）遵医嘱选取适量所需颜色的光固化树脂于调拌纸上，调匀后用探针均匀涂抹于贴面组织面。将贴面按照医生方便拿取的方向摆放在手心递予医生。

（14）递予医生小毛刷，以去除贴面边缘多余的粘接材料，协助医生初步光固化粘接树脂2~3 s。

（15）递予医生探针、牙线以去除各面多余的粘接材料。

（16）递予医生邻面金刚砂条。

（17）协助医生进行光固化，使颊舌侧、近中、远中各个面都达到照射时间。

（18）安装高速牙科手机及车针，递予医生咬合纸，吸唾。

（19）安装低速弯牙科手机、抛光杯，蘸取抛光膏递予医生抛光，吸唾。

（20）粘接完成，协助医生拍照。

五、护理要点

（1）在口腔诊疗中采用四手操作，四手操作可以提高医疗质量，有利于控制感染。

（2）给患者使用漱口水可减少气溶胶和飞溅物中口腔微生物的量，也可减少侵入性操作过程中患者血液中微生物的量，且治疗前给患者使用漱口水具有持久抗菌的作用。

（3）认真核对患者姓名、牙位、模型及贴面。

（4）氢氟酸属于强酸，具有强腐蚀性，使用过程中注意防护，处理氢氟酸液体时应用中和粉中和，保护下水道管道。不同品牌的氢氟酸及贴面材质酸蚀时间不同，用前请核对。

（5）仔细核对粘接剂液体顺序，避免混淆。

（6）树脂材料对光敏感，应现用现取，及时避光。

（7）贴面形态微小且易断，传递过程应格外小心，避免掉落。

六、健康教育

（1）告知患者贴面粘接后2~3天，牙齿可能会出现对冷热敏感现象，避免进食过冷、过热的食物，敏感现象一般在粘接后1~2周消失。若症状严重，请及时复诊。

（2）嘱患者注意保持口腔清洁，学会使用牙线清洁邻面。

（3）嘱患者避免用患牙咬硬物，如甘蔗、骨头、肉干、花生等；避免过多进食有色食品，以防贴面着色。

（4）嘱患者定期复诊。

第五节　固定义齿的护理常规

一、概述

固定义齿是与活动义齿相对应的概念，一般来说，固定义齿需要对照基牙制作嵌体、高嵌体、部分冠或全冠，并将其用粘接的方式固定在邻牙上面，起支撑固位和稳定作用。这种假牙的外形、功能等与天然牙齿基本相似，所以临床上称之为固定义齿。

二、适应证

（1）龋洞或牙体缺损较大，充填材料无法获得足够的固位力而易脱落者。

（2）咬合需要加高或恢复咬合者。

（3）有夜磨牙习惯、牙冠重度磨耗、牙本质过敏者。

（4）需要做固定桥的固位体或可摘局部义齿的基牙者。

（5）根管后牙大面积缺损。

三、护理评估

（1）完成对患者的流行病史问询。

（2）测量患者体温，评估患者的感染风险与病情危重程度。

（3）在病历中完整记录流行病史问询结果，然后完成"修复科患者就诊登记表"填写。

（4）询问患者近期有无呼吸道疾病及相应症状，如感冒、咳嗽、鼻炎等。

（5）评估患者的口腔卫生情况及对口腔保健常识的知晓情况。

（6）评估患者的心理及精神状况：精神状态、睡眠和进食情况、其他全身症状，是否有不良心理反应，对牙齿疾病治疗的心理状态、配合度、依从性。

（7）评估患者是否了解患牙的治疗意义、治疗时间、治疗方法、预后和治疗费用。

四、护理配合流程

（一）物品准备

（1）常规用物：一次性口腔检查盘、治疗用铺巾、一次性漱口杯、吸唾管、三用气枪、护目镜、高速牙科手机、低速牙科手机、防护膜、凡士林棉签、75%酒精。

（2）局麻用物：碘伏棉签、麻醉药注射器及注射针头、麻醉剂。

（3）排龈用物：排龈线、排龈刀（或者排龈膏）、计时器、眼科剪、盐酸肾上腺素。

（4）粘接用物：洁治器、牙线、咬合纸、磨头、橡皮轮、咬合纸辅助夹、粘接剂、酸蚀剂、小毛刷、调拌刀、调拌纸、避光盒、邻面金刚砂条。

（5）调和抛光器械：咬合纸、橡皮轮、抛光轮、间隙抛光条。

（二）治疗流程及护理配合

1. 治疗前

（1）心理护理：向患者简要交代治疗程序，缓解患者的紧张感，取得患者配合，指导患者签署知情同意书。

（2）患者护理：核对患者姓名、病历和牙位，将患牙的X线片放置在治疗椅的阅片灯上，安排患者坐在治疗椅上、系好胸巾，接好漱口水，指导患者漱口，调整椅位及灯光源。在患者口唇周围涂抹凡士林。

2. 治疗中

（1）再次核对患者的基本信息，准备一次性口腔检查盘。

（2）拧紧去冠器的各关节后将其递予医生，协助医生去除暂时冠。

（3）准备100 μm咬合纸递予医生，在低速直牙科手机上安装相应车针，在医生调磨全冠修复体形态时用强力吸引器吸除粉末，准备 40 μm 薄咬合纸及牙线递予医生，用手指轻轻按压全冠，协助医生检查邻接关系。

（4）修复体就位后，关闭牙科治疗灯，把镜子递予患者。患者满意后方可粘接，协助医生判断全冠的形态、颜色、半透明性等。

（5）用 75% 酒精棉球消毒修复体，递棉卷予医生。

（6）严格按照产品使用说明书调拌各类粘接水门汀，用调拌刀将粘接剂均匀涂布于全冠的内壁递予医生。

（7）全冠就位后，递探针予医生，医生确认已完全就位。

（8）待粘接水门汀材料完全凝固后递洁治器和牙线予医生以清除多余的水门汀材料，及时用棉球擦除器械上的水门汀材料。

（9）在低速牙科手机上安装抛光轮，将其递予医生以对全冠修复体进行抛光。

（10）整理用物，协助医生拍照。

五、护理要点

（1）在口腔诊疗中采用四手操作，四手操作可以提高医疗质量，有利于控制感染。

（2）给患者使用漱口水可减少气溶胶和飞溅物中口腔微生物的量，也可减少侵入性操作过程中患者血液中微生物的量，且治疗前给患者使用漱口水具有持久抗菌的作用。

（3）认真核对患者姓名、牙位、模型及牙冠材质，选择合适的粘接剂，并按照各类粘接剂的使用说明书正确进行调拌。

（4）冠体积小，传递时防止掉落，试戴时做好配合，防止患者误咽。

六、健康教育

（1）嘱患者注意保持口腔卫生，学会正确使用牙线的方法，必要时使用牙间隙刷、牙缝刷等清洁工具，以保证牙周组织的健康，向患者解释保持牙周健康对修复体及基牙的意义。

（2）嘱患者修复体粘接后，24 h 内勿用患侧咀嚼过硬、过黏食物，金属冠硬度较高，咬硬物时会伤及对颌牙，全冠在咬硬物时易造成崩瓷现象，影响美观。

（3）做固定桥修复的患者要注意桥体下面的清洁，建议使用专用牙线，仔细刷基牙牙龈沟的部位。

（4）嘱患者使用固定义齿后要定期复查，一般半年或1年复查1次。如感觉不适或出现义齿松动等异常，应及时就诊。

第六节　可摘局部义齿修复术的护理常规

一、概述

可摘局部义齿是一种患者可以自行摘戴、用于部分牙缺失（牙列缺损）的修复体。义齿主要通过残留天然牙上的卡环等固位装置和基托，保持其在牙列中的位置，利用天然牙和缺牙区剩余牙槽嵴做支持，恢复缺失牙及其周围缺损组织的解剖形态和生理功能。

二、适应证

（1）适用于口腔任何部位的牙列缺损，尤其是游离端缺失者。

（2）拔牙创伤未愈合者的过渡性修复。

（3）基牙或残留牙松动不超过Ⅱ°，牙槽嵴吸收不超过1/2，兼做义齿和动牙固定夹板者。

（4）年老体弱，不能耐受因制作固定义齿需磨除牙体组织者，或要求进行可摘局部义齿修复者。

三、护理评估

（1）完成对患者的流行病史问询。

（2）测量患者体温，评估患者的感染风险与病情危重程度。

（3）在病历中完整记录流行病史问询结果，然后完成"修复科患者就诊登记表"填写。

（4）询问患者近期有无呼吸道疾病及相应症状，如感冒、咳嗽、鼻炎等。

（5）评估患者的口腔卫生情况及对口腔保健常识的知晓情况。

（6）评估患者的心理及精神状况：精神状态、睡眠和进食情况、其他全身症状，是否有不良心理反应，对牙齿疾病治疗的心理状态、配合度、依从性。

（7）评估患者是否了解患牙的治疗意义、治疗时间、治疗方法、预后和治疗费用。

四、护理配合流程

（一）物品准备

一次性口腔检查盘、一次性漱口杯、吸唾管、高速牙科手机、金刚砂车针、藻酸盐印模材料、调拌刀、调拌碗、一次性托盘、亲水加聚型硅橡胶印模材料、量勺、硅橡胶注射枪、高流动性硅橡胶、混合头、PVC手套、蜡片、三角蜡刀、酒精灯、打火机、平面规、垂直测量尺、硅橡胶咬合记录材料及混合头、咬合纸、咬合纸辅助夹、技工钳、低速直牙科手机、磨头、75%酒精棉球。

（二）治疗流程及护理配合

1. 治疗前

（1）心理护理：向患者简要交代治疗程序，缓解患者的紧张感，取得患者配合，指导患者签署知情同意书。

（2）患者护理：核对患者姓名、病历和牙位，将患牙的X线片放置在治疗椅的阅片灯上，安排患者坐在治疗椅上、系好胸巾，接好漱口水，指导患者漱口，调整椅位及灯光源。在患者口唇周围涂抹凡士林。

2. 治疗中

【牙体预备】

（1）核对患者信息，准备一次性口腔检查盘。

（2）遵医嘱准备用物，调整椅位灯光。

（3）根据牙体的不同部位，准备相应的车针。及时吸唾，协助暴露术野。

【制取印模】

（1）将准备好的一次性托盘递予医生，患者试用合适后，根据托盘大小准备适量藻酸盐进行调拌。调拌均匀后先用调拌刀取硬币大小的藻酸盐材料递予医生食指指尖，然后将剩余藻酸盐材料置于托盘内递予医生，计时 2 min。标记患者姓名，制作个性化托盘。

（2）用75%酒精棉球消毒个性化托盘并用清水冲洗，递予医生试用。

（3）将提前准备好的高流动性硅橡胶递予医生，医生将其注射于所有缺失牙位置。根据个性化托盘大小及缺牙的大小，取等量的亲水加聚型硅橡胶印模材料与催化剂用手捏，然后将其置于个性化托盘并递予医生。计时 3 min，待硅橡胶印模材料固化后从患者口内取出。

（4）将印模密闭保存，清理患者口角，在安全区域点燃酒精，准备蜡片和三角蜡刀。保存好印模，以免变形。

（5）整理用物，与患者预约复诊时间。

【试可摘义齿支架】

（1）核对患者信息，准备一次性口腔检查盘。核对患者姓名及加工厂送返的修复体，递予医生金属支架，安装低速牙科手机及相应金刚砂磨头。

（2）在医生调改时，及时吸唾和暴露术野，必要时递予医生三头钳或者鹰嘴钳调改卡环。

（3）递予医生硅橡胶咬合记录材料，协助医生重新确定颌位关系。

（4）整理用物，与患者预约复诊时间。

【试戴义齿】

（1）核对患者信息，准备一次性口腔检查盘。核对患者姓名及加工厂送返的修复体，递予医生金属支架，安装低速牙科手机及相应金刚砂磨头。

（2）操作过程中，随时调节灯光，为医生点燃酒精灯，传递蜡刀予医生以修整修复体长蜡形边缘。

（3）如果颌位关系不正确，则为医生准备颌记录材料，重新确定颌位关系。

（4）患者试戴结束后，将模型、蜡牙及加工单一起送加工厂，避免丢失。

（5）整理用物，与患者预约复诊时间。

【戴义齿】

（1）将咬合纸夹持在咬合纸辅助夹上递予医生。

（2）安装低速直牙科手机及对应的磨头，用强吸管协助吸除碎屑。

（3）如需调改患者口内基牙，安装高速牙科手机及车针。递予医生咬合纸，遵医嘱更换不同厚度的咬合纸。如果颌位关系不正确，则为医生准备颌记录材料，重新确定颌位关系。

（4）安装抛光轮。

（5）用75%酒精棉球擦拭义齿后将其递予医生。

（6）用小毛刷蘸取龙胆紫指示剂递予医生。

（7）安装低速直牙科手机及对应的磨头，将咬合纸夹持在咬合纸辅助夹上递予医生，遵医嘱更换不同厚度的咬合纸。

（8）义齿调改合适后，安装抛光轮，用强吸管协助吸除碎屑。

（9）教会患者戴义齿的方法，整理用物。

五、护理要点

（1）在口腔诊疗中采用四手操作，四手操作可以提高医疗质量，有利于控制感染。

（2）给患者使用漱口水可减少气溶胶和飞溅物中口腔微生物的量，也可减少侵入性操作过程中患者血液中微生物的量，且治疗前给患者使用漱口水具有持久抗菌的作用。

（3）可摘局部义齿一般多为老年人制作，操作过程中应注意观察患者反应，若患者不适，应立即停止操作，及时处理。

（4）及时吸唾，尽量减少患者起身漱口的次数，减少飞沫喷溅。避免将吸唾管放入患者口内敏感区，以免引起恶心、呕吐。

六、健康教育

（1）告知患者初戴义齿会有异物感，导致发音不清、咀嚼不便、恶心等，1~2周后可缓解。

（2）嘱患者摘戴义齿时不宜过于用力，以免卡环变形、义齿折断或损伤口腔黏膜组织。

（3）嘱患者初戴义齿时，先练习吃软食，以便逐渐适应。

（4）告知患者初戴义齿后可能会有黏膜压痛或其他不适现象。复诊前2~3 h应戴上义齿，以便医生能准确找到压痛点，利于修改，切勿自行调改。

（5）嘱患者养成保持义齿清洁的习惯，饭后及睡前取下义齿并清洗干净。

（6）嘱患者夜间应将义齿取下放入凉水中，可在凉水中加入假牙清洁片，禁用热水、酒精或其他化学物品浸泡。

（7）嘱患者如发生义齿折断或损坏，应及时修补，复诊时携带折断部分。

（8）嘱患者半年至一年复诊。

第七节　全口义齿修复术的护理常规

一、概述

为牙列缺失的患者制作的义齿为全口义齿。全口义齿由基托和人工牙两部分组成，靠义齿基托与黏膜紧密贴合、边缘封闭产生的吸附力和大气压力固位，吸附在上下牙槽嵴上，以恢复患者的面部形态和咬合功能。

二、适应证

（1）老年患者，由于年龄的增加，牙槽骨萎缩，导致牙齿全部自然脱落。

（2）病理方面的原因，如牙周病、龋病、外伤导致牙列缺失者。

（3）儿童出生后先天缺牙导致牙胚没有形成，或者基因因素导致牙胚缺失，致使乳牙或恒牙缺失，全口无牙，此类患者一般会进行全口义齿的修复。

三、护理评估

（1）完成对患者的流行病史问询。

（2）测量患者体温，评估患者的感染风险与病情危重程度。

（3）在病历中完整记录流行病史问询结果，然后完成"修复科患者就诊登记表"填写。

（4）询问患者近期有无呼吸道疾病及相应症状，如感冒、咳嗽、鼻炎等。

（5）评估患者的口腔卫生情况及对口腔保健常识的知晓情况。

（6）评估患者的心理及精神状况：精神状态、睡眠和进食情况、其他全身症状，是否有不良心理反应，对牙齿疾病治疗的心理状态、配合度、依从性。

（7）评估患者是否了解患牙的治疗意义、治疗时间、治疗方法、预后和治疗费用。

四、护理配合流程

（一）物品准备

一次性口腔检查盘、一次性漱口杯、吸唾管、高速牙科手机、金刚砂车针、藻酸盐印模材料、调拌刀、调拌碗、一次性托盘、亲水加聚型硅橡胶印模材料、量勺、硅橡胶注射枪、高流动性硅橡胶、混合头、PVC手套、蜡片、三角蜡刀、酒精灯、打火机、咬合纸、咬合纸辅助夹、技工钳、低速直牙科手机、磨头。

（二）治疗流程及护理配合

1. 治疗前

（1）心理护理：向患者简要交代治疗程序，缓解患者的紧张感，取得患者配合，指导患者签署知情同意书。

（2）患者护理：核对患者姓名、病历和牙位，将患牙的 X 线片放置在治疗椅的阅片灯上，安排患者坐在治疗椅上、系好胸巾，接好漱口水，指导患者漱口，调整椅位及灯光源。在患者口唇周围涂抹凡士林。

2. 治疗中

【取全口初印模】

（1）核对患者信息，准备一次性口腔检查盘。

（2）遵医嘱准备用物，调整椅位灯光。

（3）选择托盘：根据患者颌弓大小，牙槽嵴宽度、高度及腭盖高度选择无牙颌托盘。

（4）准备好取模用的材料，调整好患者的体位及头位。取模前向患者说明注意事项，告知患者不必紧张，尽量放松脸部肌肉。告知患者取模过程中可能会出现某些不适，如恶心，此时可用鼻吸气、口呼气，头部前倾，可使症状减轻。请医生将托盘放入患者口中以检查托盘是否合适，如不合适，将尖钳或剪刀递给医生进行调改。

（5）模型取好后，协助患者清理口唇及面部，嘱患者漱口，检查模型无误后消毒，然后将模型送灌模室进行灌模。

【个别托盘取终印模】

（1）检查石膏模型的完整性。

（2）将铅笔递予医生，协助医生确定个别托盘的边缘，递予医生光固化个别托盘材料（暂基托），制作个别托盘。

（3）将制作好的个别托盘放入光固化机器内固化。

（4）根据材料性质及患者情况，遵医嘱选择印模材料，准确制取终印模。

（5）模型取好后，协助患者清理口唇及面部，嘱患者漱口，检查模型无误后消毒。

【咬合记录】

（1）协助医生制作基托、蜡堤，安排患者坐在治疗椅上，给患者系好胸巾，调整椅位灯光，指导患者漱口。

（2）将颌平面板交予医生，协助医生观察颌平面，将记号笔递给医生做记录。

（3）取好咬合记录后嘱患者漱口，清理患者口唇及面部，协助医生填写加工单将模型送至加工厂。

（4）整理用物，与患者预约复诊时间。

【戴义齿】

（1）核对患者信息，准备一次性口腔检查盘及患者的全口义齿模型。

（2）遵医嘱准备用物，调整椅位灯光，准备一次性漱口杯及漱口液。

（3）将低速直牙科手机安装到马达上，配合医生完成咬合检查、调𬌗和选磨。

（4）调磨时应及时吸出粉末和碎屑。

（5）将镜子递给患者，患者试戴义齿满意后，协助医生对义齿进行抛光、打磨，清洗消毒义齿后将其交予患者。

（6）整理用物。

五、护理要点

（1）在口腔诊疗中采用四手操作，四手操作可以提高医疗质量，有利于控制感染。

（2）给患者使用漱口水可减少气溶胶和飞溅物中口腔微生物的量，也可减少侵入性操作过程中患者血液中微生物的量，且治疗前给患者使用漱口水具有持久抗菌的作用。

（3）全口义齿一般多为老年人制作，操作过程中应注意观察患者反应，若患者不适，应立即停止操作，及时处理。

（4）及时吸唾，尽量减少患者起身漱口的次数，减少飞沫喷溅。避免将吸唾管放入患者口内敏感区，以免引起恶心、呕吐。

六、健康教育

（1）初戴义齿会有异物感，导致发音不清、咀嚼不便、恶心等，告知患者此为正常现象，不用紧张。

（2）嘱患者将义齿轻轻旋转戴入，不宜强力摘戴，以免义齿折断或损伤口腔黏膜组织。嘱患者不要用舌头用力舔义齿。

（3）嘱患者初戴义齿时，先练习吃软食，以便逐渐适应。

（4）告知患者初戴义齿后可能会有黏膜压痛或其他不适现象。嘱患者切勿自行调改，如果黏膜组织处疼痛、义齿经常松脱、咀嚼无力，应及时复诊修理。

（5）嘱患者养成保持义齿清洁的习惯，饭后及睡前取下义齿并清洗干净；纠正不正确的咬合习惯，避免偏侧咀嚼。

（6）嘱患者夜间应将义齿取下放入凉水中，可在凉水中加入假牙清洁片，禁用热水、酒精或其他化学物品浸泡。

（7）嘱患者如发生义齿折断或损坏，应及时修补，复诊时携带折断部分。

第七章　传染病防控期间
正畸科常见疾病护理常规

第一节　固定矫治器粘接术的护理常规

一、概述

固定矫治器是指固定于牙齿或牙弓上的，患者不能自行拆下的矫治畸形的一种机械性装置。一般情况下，固定矫治器由带环、托槽和弓丝三部分组成。带环由不锈钢薄片制成，为环形，用粘接剂粘接在固位牙上，与托槽一起支撑矫治弓丝并起传递矫治力的作用。带环的颊侧一般焊有颊侧管，可以插入唇弓，通常选择第一磨牙作为黏固带环的固位牙。

二、适应证

（1）牙齿拥挤：对于面貌、身体健康都会造成较大的影响。平时刷牙时容易刷不到位，导致细菌或者是食物残渣大量堆积，容易诱发各种牙齿疾病。

（2）龅牙：有的患者仅表现为上前牙突出或者下前牙内倾，有的由面部骨骼畸形所导致。

（3）深覆合、深覆盖：指前牙咬合过深，主要表现为咬合时看不见患者的下前牙，也有患者是由骨骼畸形所导致。

（4）锁颌：指牙齿无咬合功能，会影响到正常的进食。

三、护理评估

（1）完成对患者的流行病史问询。

（2）测量患者体温，评估患者的感染风险与病情危重程度。

（3）在病历中完整记录流行病史问询结果，然后完成"正畸科患者就诊登记表"填写，指导患者填写正畸固定矫治知情同意书。

（4）了解患者的全身健康情况，包括一般情况、系统疾病、健康史、过敏史、月经史（女性）、医牙史、进食和睡眠状况等。

（5）了解并观察患者的局部症状和体征，如患者口腔内牙龈红肿的程度，口腔内是否有破溃、出血等。

（6）评估患者的心理及精神状况，如患者是否有不良心理反应，对牙齿疾病治疗的心理状态、配合度、依从性。

（7）评估患者是否了解患牙的治疗意义、治疗时间、治疗方法、预后和治疗费用。

（8）检查牙齿有无松动及松动程度。

（9）辅助检查

① CBCT 检查：协助了解牙齿生长、下颌骨等情况。

② 实验室检查：血常规、传染病四项。

四、护理配合流程

（一）物品准备

一次性口腔检查盘、治疗铺巾、一次性漱口杯、甲硝唑漱口液、棉球、无菌棉签、凡士林乳剂、吸唾管、吸引器、防护膜、三用气枪、低速弯牙科手机、抛光膏、抛光刷、无菌开口器、酸蚀剂、75%酒精棉球、棉卷、无菌持针器、小毛刷、避光粘接盘、粘接预处理液、粘接剂、无菌钢丝剪或细丝切断钳、无菌末端切断钳、弓丝、结扎丝或结扎圈、光固化灯。

（二）操作过程配合

（1）嘱患者含漱甲硝唑漱口液 1 min，并用凡士林棉签润滑患者口角。

（2）将椅位调成治疗位，调好灯光。

（3）将抛光刷安装在低速弯牙科手机上，蘸取适量抛光膏后递予医生，用吸唾管协助医生吸唾。

（4）吸干患者口内唾液，递予医生无菌开口器，协助医生将棉球放置于患者颊侧黏膜处。

（5）递予医生酸蚀剂，记录酸蚀时间。

（6）接过酸蚀剂，再次递予医生 75%酒精棉球拭去酸蚀剂，吸净唾液。

（7）接过 75%酒精棉球，递予医生棉球、棉卷用于隔湿。

（8）准备适量粘接剂预处理液、粘接剂于避光粘接盘内，用小毛刷蘸取粘接剂预处理液递予医生。

（9）接过小毛刷，用探针取托槽底座大小的粘接剂放于预粘接的托槽底面中心处递予医生，重复此项操作直至医生去除多余的粘接剂并固定好每颗牙齿托槽的位置。

（10）用光固化灯分颗照射粘接剂，每颗牙 40 s，继续保持患者口腔的隔湿状态。

（11）备好合适的弓丝，将末端切断钳递予医生。

（12）将两把持针器夹好结扎丝或结扎圈交替递予医生结扎固定托槽。

（13）调整椅位，嘱患者静坐 1~2 min 后缓慢起身，整理用物。

五、护理要点

（1）治疗前嘱患者在治疗过程中不要用口呼吸，训练患者学会腹式呼吸，避免操作中口镜镜面模糊，遮挡视野。

（2）结扎过程中，应及时用杯子收取剪下来的结扎丝，避免刺伤。

（3）治疗期间要及时清点物件数目，防止因物件过小而掉入患者口内。

六、健康教育

（1）指导患者掌握正确的刷牙方法，建议其养成早晚各刷 1 次牙的习惯，每次 3 min。嘱患者使用牙线、牙间隙刷、冲牙器等辅助工具保持口腔卫生，避免使用牙签。

（2）正畸疗程一般较长，复诊时间间隔数周，为更好地控制牙齿移动，嘱患者应与医生建立良好关系，密切配合，按时就诊。

（3）告知患者矫治初期咀嚼时牙齿可能会有酸软无力的不舒适感。因托槽刺激引起口腔黏膜疼痛和溃疡时，应及时复诊。部分"摩嘴"患者可涂黏膜保护蜡，保护颊侧黏膜。

（4）指导患者纠正不良的咀嚼习惯，告知患者应两边同时咀嚼，避免口内弓丝向一边滑动后刺到颊黏膜。

（5）固定矫治器的带环和托槽是用粘接剂粘接在牙齿上的，但粘接剂的粘接强度有限，固定矫治器受的外力过大就有可能松动脱落。告知患者在矫治阶段避免咬坚硬的食物（如排骨、坚果等），也不要吃黏性过大的食物（如口香糖等），坚硬的水果如苹果，应切片食用。

（6）告知患者如果在复诊间隙矫治器个别零件松动或脱落，在下一次复诊时由医生重新粘接固定。但如果矫治器严重损坏或伤及口腔组织，可与医生联系，预约提前复诊。

第二节　无托槽隐形矫治术的护理常规

一、概述

隐形矫治是借助 3D 扫描技术，对患者口腔的牙颌石膏模型进行三维数据录入，进行模型的三维重建，在计算机上进行各个方位的旋转观测、放大缩小，模拟临床上矫治设计和牙齿的移动方式与步骤，在成形的树脂模型上，压制每个阶段的透明隐形矫治器；将无托槽隐形矫治器装在相应的部位，对需要正畸的部位施加相应的压力，使畸形的部位在长时间的受压下慢慢移动到正确的位置。

二、适应证

（1）非骨性恒牙期错颌畸形。

（2）轻度骨性错颌畸形。

（3）牙齿矫正过程中牙周情况较差，需要进行牙齿维护清洁的患者。

三、护理评估

（1）完成对患者的流行病史问询。

（2）测量患者体温，评估患者的感染风险及病情危重程度。

（3）在病历中完整记录流行病史问询结果，然后完成"正畸科患者就诊登记表"填写，指导患者填写正畸无托槽隐形矫治知情同意书。

（4）了解患者的全身健康情况，包括一般情况、系统疾病、健康史、过敏史、月经史（女性）、医牙史、进食和睡眠状况等。

（5）了解并观察患者的局部症状和体征，如患者口腔内牙龈红肿的程度，口腔内是否有破溃、出血等。

（6）评估患者的心理及精神状况，如患者是否有不良心理反应，对牙齿疾病治疗的心理状态、配合度、依从性。

（7）评估患者是否了解患牙的治疗意义、治疗时间、治疗方法、预后和治疗费用。

（8）检查牙齿有无松动及松动程度。

（9）询问患者是否有高血压、高血糖病史，以及用药后效果。询问患者是否有服用抗凝药物史、有无麻醉药过敏史。

（10）辅助检查

① CBCT 检查：协助了解牙齿生长、下颌骨等情况。

② 实验室检查：血常规、传染病四项。

四、护理配合流程

（一）物品准备

一次性口腔检查盘、吸唾管、一次性漱口杯、治疗用铺巾、三用气枪、无菌高速牙科手机、无菌低速弯牙科手机、抛光刷、抛光膏、抛光车针、凡士林棉签、无菌开口器、75%酒精棉球、棉球、棉卷、酸蚀剂、自酸蚀粘接剂、光固化纳米树脂、小毛刷、持针器、咬胶、避光粘接盘、柳叶刀、附件粘接模板、光固化灯。

（二）操作过程配合

（1）嘱患者含漱甲硝唑漱口液 1 min，并用凡士林棉签润滑患者口角。

（2）将椅位调成治疗位，调好灯光。

（3）将抛光刷安装于低速弯牙科手机上，蘸取适量抛光膏后递予医生，协助医生吸唾，保持治疗区域及口镜镜面清洁，保持医生术野清晰。

（4）递予医生无菌开口器、酸蚀剂，记录酸蚀时间，及时吸唾，递予医生棉球或棉卷隔湿，保持患者口腔干燥。

（5）用 75%酒精棉球消毒附件粘接模板，用三用气枪将附件粘接模板吹干，递给医生。

（6）用柳叶刀填充适量光固化纳米树脂于附件粘接模板上的陷窝中并递给医生。

（7）递予医生咬胶、持针器，再递予医生光固化灯固化树脂材料。

（8）接过持针器及光固化灯，将抛光车针安装于高速牙科手机上递予医生，协助医生吸唾，保持治疗区域及口镜镜面清洁，保持医生术野清晰。

（9）调整椅位，嘱患者静坐 1~2 min 后缓慢起身，整理用物。

五、护理要点

（1）治疗前嘱患者在治疗过程中不要用口呼吸，训练患者学会腹式呼吸，避免操作中口镜镜面模糊，遮挡视野。

（2）治疗过程中填充到附件粘接模板中的树脂需适量并压实无气泡。

（3）治疗期间要及时清点物件数目，防止因物件过小而掉入患者口内。

六、健康教育

（1）指导患者掌握正确的刷牙方法，建议患者养成早晚各刷 1 次牙的习惯，每次 3 min。嘱患者使用牙线、牙间隙刷、冲牙器等辅助工具保持口腔卫生，避免使用牙签。

（2）正畸疗程一般较长，复诊时间间隔数周，为更好地控制牙齿移动，嘱患者应与医生建立良好关系，密切配合，按时就诊。

（3）告知患者除吃饭、刷牙，每日佩戴矫治器应不少于22 h。若佩戴时间过少，矫治将无效或疗程将延长。

（4）为了使矫治器充分就位，告知患者在每次更换新矫治器后的前几天，应配合咬胶，确保上、下颌矫治器完全就位。矫治器的完全就位可以保证治疗效果、缩短疗程。

（5）告知患者矫治器摘下后应放入专用盒子内，并且使用软毛牙刷和少量牙膏在流动清水中清洗矫治器。勿用义齿清洁用品或热水、酒精等浸泡和清洗矫治器，这些用品会损伤矫治器的表面，使矫治器粗糙，并使矫治器颜色加深而影响美观，同时也要尽量少进食有色饮料、易染色食物等。

（6）告知患者每天佩戴矫治器前，对照医生给予的附件位置表，仔细核查牙齿上粘接的附件是否脱落。如有脱落，应立即与医生联系，尽快重新制作粘接附件。

（7）告知患者不可以无顺序地混戴矫治器。如果发现在规定的佩戴时间之后，矫治器与牙齿间仍然存在空隙，应延长佩戴时间，直至所有牙齿与矫治器之间的空隙消失，若空隙仍持续存在，则需及时联系医生复诊。

（8）告知患者若发生矫治器丢失或无法就位等情况，应及时联系医生。此时应佩戴前一副矫治器，并等待重新制作的矫治器。

第三节　固定矫治器拆除及戴活动保持器的护理常规

一、概述

保持器是为了巩固牙颌畸形矫治完成后的疗效、保持牙位于理想的美观及功能位置而制作的。在矫正完牙齿，取下矫治器后，因为牙齿在新的位置上还不稳定，所以往往还要戴上保持器来保持牙齿在牙槽骨上的新位置，等待牙槽骨的改建。

二、适应证

正畸矫治结束的患者。

三、护理评估

（1）完成对患者的流行病史问询。

（2）测量患者体温，评估患者的感染风险与病情危重程度。

（3）在病历中完整记录流行病史问询结果，然后完成"正畸科患者就诊登记表"填写，指导患者填写正畸固定矫治器拆除及戴活动保持器知情同意书。

（4）了解患者的全身健康情况，包括一般情况、系统疾病、健康史、过敏史、月经史（女性）、医牙史、进食和睡眠状况等。

（5）了解并观察患者的局部症状和体征，如患者口腔内牙龈红肿的程度，口腔内是否有破溃、出血等。

（6）评估患者的心理及精神状况，如患者是否有不良心理反应，对牙齿疾病治疗的心理状态、配合度、依从性。

（7）评估患者是否了解患牙的治疗意义、治疗时间、治疗方法、预后和治疗费用。

（8）检查牙齿有无松动及松动程度。

（9）辅助检查

① CBCT 检查：协助了解牙齿生长、下颌骨等情况。

② 实验室检查：血常规、传染病四项。

四、护理配合流程

（一）物品准备

一次性口腔检查盘、吸唾管、甲硝唑漱口液、一次性漱口杯、治疗巾、去托槽钳、去带环钳、持针器、多功能钳、无菌高速牙科手机、车针、无菌低速直牙科手机、无菌低速弯牙科手机、抛光刷、抛光膏、钨钢磨头、抛光轮、三用气枪、保持器、镜子、棉卷或棉球、相机、塑料拉钩、反光板、75%酒精棉球。

（二）操作过程配合

（1）嘱患者含漱甲硝唑漱口液 1 min，并用凡士林棉签润滑患者口角。

（2）将椅位调成治疗位，调好灯光。

（3）递予医生去带环钳。

（4）接过去带环钳，递予医生棉球或棉卷，嘱患者咬紧，递予医生去托槽钳或持针器，并用棉球接住医生拆除的托槽。

（5）接过去托槽钳或持针器，递予医生多功能钳。

（6）接过多功能钳，依次递予医生高速牙科手机和低速牙科手机，及时吸唾，保持治疗区域及口镜镜面清洁，保持医生术野清晰。

（7）将抛光刷安装于低速弯牙科手机上，蘸取适量抛光膏递予医生，及时吸唾，保持治疗区域及口镜镜面清洁，保持医生术野清晰。

（8）留取患者矫治后的资料：模型、面像、口内照、CBCT影像。

（9）递予医生保持器及持针器。

（10）接过持针器，递予医生低速直牙科手机。

（11）接过低速直牙科手机及保持器，将保持器用75%酒精棉球擦拭后递予医生。

（12）递予患者镜子，协助患者试摘戴保持器。

（13）调整椅位，嘱患者静坐 1~2 min 后缓慢起身，整理用物。

五、护理要点

（1）拆除固定矫治器前向患者说明操作过程无明显疼痛，缓解患者的焦虑情绪。

（2）拆除固定矫治器前指导患者不要用口呼吸，训练患者学会腹式呼吸，避免操作中口镜镜面模糊，遮挡视野；如有不适可举左手示意，不能随意转动头部，不要吞咽，防止多余材料、碎屑掉入口内。

（3）佩戴保持器前，认真核对保持器上患者的姓名、病历号、保持器的种类。

六、健康教育

（1）指导患者掌握正确的刷牙方法，建议其养成早晚各刷1次牙的习惯，每次 3 min。嘱患者使用牙线、牙间隙刷、冲牙器等辅助工具保持口腔卫生，避免使用牙签。

（2）拆除矫治器以后观察患者口腔卫生，根据患者的口腔卫生情况判断患者是否需要洁牙。

（3）告知患者将保持器从口内取出时，轻轻用力从左右双侧逐步将保持器取出，勿从保持器前部取出，避免保持器开裂变形。

（4）告知患者保持器是易损坏物品，进食及刷牙时须摘下置于专用盒内，不可将保持器放于口袋或桌上，如出现折裂或丢失，应及时联系医生重新制作保持器。

（5）告知患者用冷水、小头儿童牙刷、牙膏清洗保持器，勿用热水或其他消毒剂清洗，避免导致保持器变形或黏膜灼伤。

（6）告知患者需定期复诊，不可自行长时间戴保持器而不复诊。一般复诊的时间为 3~6 个月，半年以后为每半年复诊一次，为期两年。

（7）告知患者当医生建议可以仅晚上佩戴保持器时，白天可以将保持器浸泡在清水中。

第四节 支抗钉植入术的护理常规

一、概述

口腔正畸用支抗钉是一种埋入口腔颌骨起支抗作用的小型金属螺钉，在对牙齿进行移动时作为产生牵引力的固定源。

二、适应证

（1）个别牙齿的移动。

（2）成组牙齿的移动。

三、护理评估

（1）完成对患者的流行病史问询。

（2）测量患者体温，评估患者的感染风险与病情危重程度。

（3）在病历中完整记录流行病史问询结果，然后完成"正畸科患者就诊登记表"填写，指导患者填写正畸支抗钉植入术知情同意书。

（4）了解患者的全身健康情况，包括一般情况、系统疾病、健康史、过敏史、月经史（女性）、医牙史、进食和睡眠状况等。

（5）了解并观察患者的局部症状和体征，如患者口腔内牙龈红肿的程度，口腔内是否有破溃、出血等。

（6）评估患者的心理及精神状况，如患者是否有不良心理反应，对牙齿疾病治疗的心理状态、配合度、依从性。

（7）评估患者是否了解患牙的治疗意义、治疗时间、治疗方法、预后和治疗费用。

（8）检查牙齿有无松动及松动程度。

（9）辅助检查

① CBCT 检查：协助了解牙齿生长、下颌骨等情况。

② 实验室检查：血常规、传染病四项。

四、护理配合流程

（一）无须切开微种植体支抗钉植入术

1. 物品准备

一次性口腔检查盘、无菌洞巾、吸唾管、一次性漱口杯、甲硝唑漱口液、0.1%碘伏、棉签、阿替卡因肾上腺素麻醉药、麻醉药注射器、麻醉药注射针头、支抗启子（支抗启子马达头）、支抗钉、无菌手套、强吸管。

2. 操作过程配合

（1）嘱患者含漱甲硝唑漱口液 1 min，并用凡士林棉签润滑患者口角。

（2）将椅位调成治疗位，调好灯光，递予医生碘伏棉签和麻醉药。协助医生消毒患者口腔及面部。

（3）协助医生铺洞巾，遵医嘱开启支抗启子、无菌支抗钉，协助医生吸唾，保持治疗区域及口镜镜面清洁，保持医生术野清晰。

（4）支抗钉植入完成后使用强吸管吸净支抗钉周围的血液。

（5）递予医生棉球，协助医生擦净患者口唇及面部血迹等。

（6）调整椅位，嘱患者静坐 1~2 min 后缓慢起身，整理用物。

（二）需切开微种植体支抗钉植入术

1. 物品准备

一次性口腔检查盘、无菌洞巾、吸唾管、一次性漱口杯、甲硝唑漱口液、0.1%碘伏、棉球、棉签、阿替卡因肾上腺素麻醉药、麻醉药注射器、麻醉药注射针头、外科手术包（内有刀柄、镊子、探针、口镜、牙刮匙、止血钳、持针器、眼科剪、骨膜剥离器）、强吸管、支抗启子（支抗启子马达头）、支抗钉、缝线、刀片等。

2. 操作过程配合

（1）嘱患者含漱甲硝唑漱口液 1 min，并用凡士林棉签润滑患者口角。

（2）将椅位调成治疗位，调好灯光，递予医生碘伏棉签和麻醉药。协助医生消毒患者口腔及面部。

（3）协助医生铺洞巾，打开外科手术包的第一层，并将刀片无菌放入手术包内。

（4）遵医嘱开启支抗启子、无菌支抗钉，协助医生吸唾，保持治疗区域及口镜镜面清洁，保持医生术野清晰。

（5）支抗钉植入完成后使用强吸管吸净支抗钉周围的血液。

（6）遵医嘱准备缝线，协助医生牵拉患者口角，配合医生缝合，协助医生剪线。

（7）递予医生棉球，协助医生擦净患者口唇及面部血迹等。

（8）调整椅位，嘱患者静坐 1~2 min 后缓慢起身，整理用物。

五、护理要点

（1）治疗前嘱患者在治疗过程中不要用口呼吸，训练患者学会腹式呼吸，避免操作中口镜镜面模糊，使术野不清晰。

（2）手术过程中严格执行无菌操作原则。

（3）在医生注射麻醉药前，检查注射器是否严密，核对麻醉药的名称、浓度、剂量和有效期等，告知患者尽量放松，观察患者用药后反应。

（4）治疗中嘱患者若感觉不适，及时举手示意。若患者感觉不适，及时汇报医生停止操作，待患者症状缓解后再行治疗。

六、健康教育

（1）指导患者掌握正确的刷牙方法，建议其养成早晚各刷 1 次牙的习惯，每次 3 min。嘱患者使用牙线、牙间隙刷、冲牙器等辅助工具保持口腔卫生，避免使用牙签。

（2）告知患者 24 h 内勿用力刷种植部位的牙齿，当天进温凉饮食，防止伤口出血。

（3）告知患者 24 h 后可正常刷牙，保持口腔卫生，支抗钉周围需刷干净，不要用牙刷头碰撞支抗钉，也不要时常舔舐支抗钉。

（4）告知患者术后由于支抗钉会与口腔黏膜互相摩擦，可能会形成黏膜溃疡，溃疡一般可自愈，若长时间不愈合应及时联系医生处理。

（5）告知患者若术后疼痛不缓解或钉松动，及时联系医生处理。

第八章 传染病防控期间
口腔种植科常见疾病护理常规

第一节 牙种植概述及种植一期手术的护理常规

一、概述

种植牙,就是将人工牙根植入牙槽骨内,然后在人工牙根上方安装瓷牙。种植牙在功能与美观方面与天然牙齿完全一样,被誉为继乳牙、恒牙后人类的第三副牙齿。种植牙可以让患者减少牙齿缺失带来的危害,让牙齿更加美观。

二、适应证

(1)个别牙缺损的患者。
(2)牙列缺失的患者。
(3)游离端缺失的患者。
(4)颌骨缺损修复失败的患者。
(5)正畸治疗需要种植支抗的患者。

三、护理评估

(1)完成对患者的流行病史问询,协助医生查看血常规及胸部 CT 结果。
(2)使用非接触式红外线体温枪测量患者体温,评估患者的感染风险与病情危重程度。
(3)在病历中完整记录流行病史问询结果,完成"口腔种植科患者就诊登记表"填写。
(4)询问患者的健康史,包括患者的全身状况,有无牙种植手术的禁忌疾病，如心血管疾病、骨质疏松症、内分泌疾病等；女性患者是否在月经期。

（5）评估患者的口腔情况，如牙缺失部位的情况及有无口腔黏膜疾病等。

（6）辅助检查：通过牙片、曲面断层片等 X 线检查，了解牙槽骨的密度、牙槽骨的量、缺失牙邻近结构的解剖情况以及相邻牙的情况。

（7）评估患者的心理、社会状况，评估患者对手术的心理准备情况，是否存在紧张、恐惧心理；对牙种植手术的认知情况，是否了解手术步骤；经济情况，有无足够的经济承受能力；对手术效果的期望程度。

四、护理配合流程

（一）术前准备

1. 患者准备

（1）嘱患者术前 1 周行超声波治疗，清洁牙齿，清除牙齿附着的牙垢、结石等。

（2）指导患者签署高值医用耗材知情同意书、口腔种植修复治疗同意书、相关局部麻醉同意书等。在植入性材料登记表中填写患者基本信息。

（3）术前常规护理包括测量患者生命体征，协助患者戴一次性医用圆帽、鞋套，向患者详细说明整个手术的步骤及完成的大概时间，术中需要配合的事项，告知患者有问题可举手示意，待问题解决以后再行操作（如吸走口内过多积水、增加麻醉药剂量以缓解手术区域出现的疼痛、解除面部瘙痒等）。安慰患者不必担心术中种植机马达的声响以及摩擦牙齿的声响等。做好患者的解释工作，取得患者的信任，使患者积极配合手术。

（4）指导患者使用 1% 聚维酮碘含漱液含漱 3 次，每次1 min。患者漱口后使用吸引器吸除漱口液。使用 5% 聚维酮碘棉球消毒患者面部及口周皮肤。消毒范围为上至眶下缘、下至上颈部、两侧至耳前。

（5）根据患者手术牙位和术式，调节椅位和灯光。

2. 医护人员准备

严格按照七步洗手法进行洗手，按照二级防护标准进行防护。

（1）手术室的准备：术前 2 h 再次对种植室进行空气消毒，并调整手术室内的温度及湿度。

（2）根据患者手术方式备好种植机等常规仪器设备，检查牙椅、灯、仪器设备等运行是否正常。

（3）检查种植室内抢救物品、药品是否在位，性能是否完好，是否在有效期内。

3. 物品准备

（1）手术包：无菌手术器械包（刀柄，口镜，大小刮匙，止血钳 3 把，巾钳 2 把，持针器，组织剪，线剪，探针，测量尺，大、中、小号拉钩各 1 把，开口器，骨膜剥离器 2 把，麻醉杯 2 个，弯盘 1 个），手术敷料包（大孔巾、中单 2 张、手术衣 2 套）。

（2）一次性用物：牙龈冲洗器、吸唾管及负压吸引管、手术刀片、缝针、缝线、棉签、5 mL 冲洗空针、麻醉针头、棉球等。

（3）种植相关设备和耗材：种植系统器械盒一套、照相拉钩 2 个、反光板 1 个、种植手机 2 把、种植弯机及马达、种植体、骨替代材料、胶原膜、愈合基台、覆盖螺丝等。

（4）特殊用物：根据手术方式的不同，有时需准备上颌窦提升器械、骨挤压器械、牙挺、牙钳等特殊用物。

（5）药物准备：复方阿替卡因、2% 利多卡因或其他麻醉药物。

（6）其他用物准备：500 mL 无菌生理盐水 2 瓶（常温1 瓶，另一瓶建议温度在 2~4 ℃，与牙龈冲洗器连接，用于钻针高速转动时冲洗种植窝洞，避免骨灼伤）、无菌镊子罐、1% 聚维酮碘、75% 酒精、一次性水杯等。

（二）治疗流程与护理配合

1. 治疗前

（1）护士协助医生及助手进行外科手消毒，穿无菌手术衣，戴外科手套。

（2）铺手术台：护士检查标签、名称、灭菌有效期、失效期和高温高压化学指示卡，查看布包有无破损、潮湿等（所有无菌手术包开包前均应检查上述内容），依次打开布包外层、第一层无菌桌单，助手打开无菌手术器械包。

（3）铺第二治疗台：护士将种植系统器械盒放于第二治疗台，打开外层包装，助手打开内层无菌包装，将种植系统器械盒拿起放置于手术台，将弯盘留于第二治疗台，以便放置连接好的种植弯机。

（4）手术铺巾：护士依次铺头巾、胸前治疗巾和手术孔巾。助手用治疗巾包住患者眼部以上非手术部位，并用巾钳固定，注意松紧适宜；助手将治疗巾 1/3 处折叠，实边面对自己，双手持住实边，水平移至患者右侧，铺于患者颈部和胸前；助手沿对折线打开手术孔巾，与医生共同铺手术孔巾。

（5）连接吸唾管：护士检查吸唾管及负压吸引管的名称、灭菌标志、有效期，并检查包装有无破损、潮湿等（所有一次性无菌用物开封前均应检查上述内容），传递给助手，助手将负压吸引管一端与吸唾管连接，另一端传递给护士连接负压；助手将负压吸引管固定于无菌孔巾。

（6）连接种植机：护士传递种植弯机和一次性牙龈冲洗器至手术台上。助手将一次性牙龈冲洗器安装在种植弯机出水口，并传递一次性牙龈冲洗器插口端予护士。护士将插口端插入生理盐水瓶中，并安装一次性牙龈冲洗器于种植机上。助手将种植弯机套上一次性无菌机臂套，连接马达。护士调节种植机主机面板参数，使其进入种植治疗程序。助手轻踩种植机脚踏板工作键，检查种植机的泵功能、旋转功能是否正常，冲洗系统的管路连接是否牢固。

（7）按顺序放置种植手术器械：护士传递种植手术工具盒

于无菌器械台，与助手双人清点数目并记录。助手根据手术需求及使用顺序有序摆放手术器械，并组装多组件器械。

（8）准备冲洗生理盐水、刀片、缝针、缝线、麻醉用物：护士检查生理盐水，将生理盐水倒入无菌杯内，护士将 5 mL 空针传递给助手，助手抽吸生理盐水备用，护士检查并传递缝针、缝线、手术刀片、消毒后的麻醉药、麻醉针头等。局部麻醉前，助手需将麻醉药安瓿瓶消毒后放于卡局式注射器内，并在巡回护士的协助下安装一次性麻醉药针头，避免锐器伤。

（9）护士打开手术灯，根据手术部位调节光源，保证术区视野清晰。

2. 治疗中

（1）麻醉

1）助手牵拉患者口角并及时吸唾，协助医生完成局部麻醉，若采用卡局式注射器局部麻醉，根据口腔四手操作锐器传递相关要求传递和收回卡局式注射器，以防锐器伤。

2）助手传递棉球、镊子，嘱患者将棉球咬在术区压迫止血，等待麻醉药起效。

3）助手将刀片装上手术刀柄备用，传递探针给医生以检查麻醉效果。

（2）切开、翻瓣

1）助手传递手术刀给医生做牙龈切口，助手协助医生牵拉患者口角和吸唾。手术刀的传递与收回均应按要求进行，以防锐器伤。

2）助手传递骨膜剥离器给医生，并手持另一骨膜剥离器协助翻开黏骨膜瓣，暴露术区骨面，传递骨刮器给医生清理骨面软组织、暴露牙槽嵴，助手协助吸唾。

① 器械传递要求：结合器械使用特点和使用顺序传递。

② 吸唾要求：在有效吸唾的同时，应避免吸唾管刺激患者咽部造成患者恶心不适而干扰医生的操作。

③ 医生操作过程中护士应密切观察患者的局部和全身情况，观察患者的神志、意识、脸色并及时向医生反映。

（3）修整牙槽嵴、定点

1）助手传递大号球钻给医生并及时吸唾，医生安装大号球钻于种植弯机卡槽内，医生调节种植机参数至相应数值，用于修整牙槽嵴（建议由医生通过脚踏调整参数，脚踏调整更为方便省时，且医生可以根据需求随时调整；若医生不熟悉脚踏操作，可由护士在种植机主机面板上调整）。使用不同的钻针均应按照钻针的使用要求调节至相应参数。

2）助手传递骨膜剥离器给医生用于牵拉一侧黏膜瓣，手持另一骨膜剥离器协助医生牵拉另一侧黏膜瓣并及时吸唾，充分暴露术区视野。临床上也常使用丝线牵拉一侧黏膜瓣，助手及医生其中一人使用骨膜剥离器牵拉口角即可。

3）医生取下大号球钻，助手传递小号球钻（根据种植系统不同，可传递先锋钻、侧向切割钻等）给医生，医生更换小号球钻后用于定点。

钻针使用要求：每次使用钻针完毕，护士都应对使用过的钻针进行登记。助手应熟知医生使用钻针的程序，根据医生使用顺序传递钻针，医生使用后的钻针常有明显的骨屑和血渍，因钻针较为精细且常有凹槽、纹路，若不及时清理，则血渍干燥后难以清洗，且手术中再次使用时对钻针磨损较大，建议助手用湿纱球擦拭后放入湿纱布内湿式保存。

（4）定深

助手传递先锋钻给医生，医生装于种植弯机后定深。

（5）逐级备孔

1）助手传递扩孔钻给医生，医生装于种植弯机后备孔，助手传递指示杆给医生，用于测量种植窝洞的方向和深度。

2）种植窝洞测量完毕，助手传递大一号扩孔钻给医生逐级备孔。

（6）颈部成型、攻丝

根据种植系统的不同使用颈部成型钻和（或）攻丝钻。需要颈部成型时助手传递颈部成型钻给医生，医生装于种植弯机后进行颈部成型。需要攻丝时助手将机用适配器和机用攻丝钻传递给医生，医生装于种植弯机后进行攻丝。

（7）植入种植体

1）拆种植体包装：护士与医生核对种植体型号无误后，护士拆种植体并将其置于手术台上的无菌弯盘内，种植体应现拆现用，避免种植体长时间暴露于空气中。护士拆种植体时需注意以下问题：① 拆种植体包装和传递种植体时不可污染种植体。② 由于种植系统不同，种植体包装也有所不同，护士常需要拆除外层树脂包装和纸质包装，仅将最内层无菌包装传递给医生，因纸质包装未灭菌，不可仅拆除外层树脂包装就传递给医生；某些品牌需扭开无菌瓶将种植体倒入无菌碗内（亲水性种植体除外），因医生的手套上可能会有唾液和血液等，手套湿滑不易扭开无菌瓶或用力过大会导致手套破损等。

2）助手协助医生牵拉患者口角，暴露术区视野，由医生旋入种植体，助手配合及时吸唾。

3）护士对使用的种植体进行登记，并粘贴种植体标签于相应位置，做好高值耗材的管理。

4）助手用无菌弯盘传递手用种植体适配器、固定扳手与棘轮扳手予医生，协助医生取出种植体携带体。

5）护士与医生核对覆盖螺丝或愈合基台信息后，将覆盖螺丝或愈合基台置于无菌弯盘内，并对使用的覆盖螺丝或愈合基台进行登记。

6）助手用无菌弯盘传递覆盖螺丝或愈合基台、手用改刀予医生。协助医生将覆盖螺丝或愈合基台就位。

（8）缝合

1）关闭创口前，助手与护士双人核查、清点种植手术工具的数目，护士在器械清点单上记录。清点无误后，助手将缝针、缝线、缝合镊、持针器传递给医生，协助医生缝合创口。

2）助手传递口镜、冲洗空针给医生，医生冲洗术区，助手配合吸唾，冲洗完毕，助手将纱球用生理盐水湿润后轻拭患者口周血迹。

3. 治疗后

（1）患者护理

1）关闭手术灯，告知患者手术完成，依次取下吸唾管、无菌单、治疗巾，调节椅位至坐位，嘱患者休息 3~5 min。

2）患者休息时将冰袋递给患者，并告知患者冰敷方法。

3）患者无不适后，协助患者下椅位，送患者出治疗室交接给家属（避免患者独自行走出现意外）。

4）告知患者术后注意事项，做好复诊预约。

（2）口腔诊疗器械规范预处理

1）马达线圈的收纳：马达取下后电缆线盘绕直径应大于 15 cm，以免弯曲折叠影响电缆功能。

2）种植弯机预处理：种植弯机使用后，应正确进行维护和保养，以维持种植弯机的正常工作、延长其寿命，更重要的是保障患者和医护人员的安全，防止交叉感染。种植弯机保养方式不当易造成种植弯机转速低、噪声大、轴承断裂以及交叉感染等问题。因此，种植手术结束后，对种植弯机进行正确的预处理尤为重要，具体方式如下。

① 擦拭种植弯机表面：可使用消毒纸巾，以去除表面明显的唾液及血渍等。

② 慢速冲洗机头：种植弯机在高速转动后停止的那一瞬间，涡轮会惯性旋转，管腔内呈负压状态，瞬间回吸，内部常残留有骨屑和血渍等物质。治疗结束后应及时冲洗，避免血液在种植弯机内部凝固以及骨屑等物质堵塞种植弯机，可使用无菌生理盐水慢速冲洗机头，将种植弯机置于不锈钢弯盘上方，脚踩工作键慢速冲洗，建议转速调至 300 r/min，正、反各冲洗 15 s，将机头内的血渍及骨屑等物质最大限度地冲洗出来。也可使用专用的种植弯机清洁剂，将专用喷嘴插入种植弯机尾部注入清洁剂，建议每次清洗 3 s，重复 3~4 次，直到从种植弯机头部流出的清洁剂不含血渍、骨屑等异物。值得注意的是，注入清洁剂时建议使用纱布包裹种植弯机头部，以避免注入的清洁剂从种植弯机头部向四处喷溅。

③ 注润滑剂：注润滑剂的方法同注清洁剂，需要特别说明的是，血液一般会在 30 min 之内凝固，若等血液凝固后再注润滑剂，即使注入润滑剂，还是会有血液残留在种植弯机内部，长期如此，会影响种植弯机的转动甚至无法转动。因此，建议当种植手术进入缝合阶段时，医生及时将种植弯机取下，由护士进行预处理。

3）钻针预处理：在流动清水下，用软毛刷清除钻针残留的骨屑和血迹。

4）多组件物品的处理：卸开各组件后，清洁、消毒、灭菌备用。

（3）一般用物、环境整理

1）手术完毕，助手应先将锐器（刀片、缝针等）整理出来，将术中锐器收集于锐器盒，避免造成锐器伤。

2）用物按要求进行分类处理，非一次性用物消毒、灭菌后备用，应严格遵守器械"一人一用一消毒（或灭菌）"原则。

3）按规范整理手术间，做到诊间消毒、物体表面消毒、空气消毒。

五、健康教育

（1）服药：指导患者遵医嘱用药，以防感染。告知患者若术后当天疼痛明显，可遵医嘱口服止痛药；轻微的隐痛或不适感则无须服用止痛药。

（2）饮食：告知患者手术 2 h 后可适量食用温凉、清淡的流质饮食，手术当天勿用患侧咀嚼食物，术后勿饮酒、吸烟，以减少对伤口的局部刺激。

（3）口腔卫生：告知患者除术区外，口腔其他区域常规清洁。术后 24 h 内禁止用牙刷刷头触碰术区，避免伤口出血。用餐后可用漱口液漱口，防止食物残渣残留。勿用舌头或手触碰伤口，勿吮吸伤口。

（4）冰敷：告知患者术后 1~2 天可局部间断冷敷面部，以减轻伤口水肿反应。

（5）拆线：告知患者术后 7~10 天拆线。

（6）运动：嘱患者术后注意休息，不能剧烈运动。

（7）如种植体为非埋入式（口腔内能看到金属帽或者直接装上了牙冠），嘱患者避免用舌头舔碰金属帽或牙冠，勿用金属帽或牙冠咬食硬物，饭后应注意清洗金属帽或牙冠，保持口腔卫生，如有不适或金属帽及牙冠松动及时复诊。

（8）活动义齿：嘱患者务必在医生指导下使用活动义齿。通常情况下，义齿需要调改或需要重新制作过渡义齿。切勿自行佩戴活动义齿，未在种植医生指导下自行佩戴活动义齿，很可能会影响到种植效果。

六、注意事项

（1）出血：嘱患者术后 24~48 h 内唾液中可能带有血丝，但如果有活动性出血，应尽快联系手术医生或到医院就诊。通常情况下，可提供患者无菌棉球压迫止血。手术创伤较大的患者和凝血时间较长的患者，出血的时间会有所延长。

（2）肿胀：术后 2~3 天会出现术区（甚至唇部和颊部）的水肿或者青紫，嘱患者术后前两天可使用冰袋冷敷以减轻水肿。冷敷时注意间断冷敷，避免造成冻伤。个别患者由于自身体质及手术创伤较大，术后肿胀时间会延长。

（3）疼痛：一般术后第 2~3 天疼痛明显减轻，嘱患者如持续数日疼痛或数日后再度疼痛及时就诊。

（4）感染：嘱患者如果出现疼痛加剧、术区脓性分泌物、肿胀复发或加剧以及持续发烧等症状，应尽快联系手术医生。

（5）感觉麻木：告知患者常规种植术后由于牵拉等会出现手术区域一过性麻木，这种麻木常常会逐渐恢复。如果在局部麻醉药麻醉效果消失后，手术区域还有麻木的情况，可咨询手术医生，并遵医嘱进行术区维护以促进局部恢复。

（6）植骨术后常见症状：告知患者术后出现颗粒状物的部分脱出属于正常现象，应减少张大口等大幅度口腔运动，减少牵拉压迫术区黏膜，术后 3 个月内尽量避免压迫挤压或按摩植骨区域，如有大量颗粒从伤口漏出，需要联系医生检查。

（7）上颌窦提升术后常见症状：告知患者术后的前3天鼻腔分泌物有少量血丝是正常现象，不必恐慌。避免用力擤鼻涕，避免用力打喷嚏，注意保暖，避免感冒。遵医嘱使用抗生素滴鼻液避免感染，如果出现持续发热、鼻腔黏稠脓性分泌物，应及时联系医生进行检查。

第二节　种植二期手术的护理常规

一、概述

根据手术类型，种植可分为埋入式种植和非埋入式种植。埋入式种植需要在术后3~6个月种植体完成骨结合后，切开牙龈剥离黏膜暴露种植体，更换愈合基台对牙龈进行塑形；若非埋入式种植在种植术后3~6个月进行复查时口内检查示种植体愈合基台部分暴露，则需行二期手术，更换更高的愈合基台对牙龈进行塑形。

二、适应证

种植一期手术恢复后。

三、护理评估

（1）种植二期手术和种植一期手术间隔数月的时间，医护依然需要按照一期手术的标准评估患者的系统疾病史和口腔情况。

（2）影像学检查：通过影像学检查（根尖片、口腔全景片或 CBCT 等）判断患者种植体位置、周围骨质情况及骨结合程度等。

（3）评估患者的心理、社会状况，可使用通俗的语言和轻松的交谈方式与患者进行有效沟通，评估患者是否了解种植二期手术的必要性；对种植义齿功能及美观的期望值；经济承受

能力、精神状态和心理状况等。充分评估后进行个性化的心理
护理，并告知患者与种植一期手术相比，二期手术创伤较小，
以缓解患者的紧张、焦虑等不适情绪。

（4）二期手术虽创伤较小，但操作过程中仍需进行局部麻
醉，因此，术前需询问患者是否进食，若患者空腹时间较长，
建议患者进食后清洁口腔，再行二期手术；测量患者血压，若
患者血压过高，可在心电监护下行二期手术。

四、护理配合流程

（一）术前准备

1. 环境准备

（1）空气消毒：二期手术可不在专门的种植治疗室中进行，
一般在口腔诊室即可。需要注意的是，仍需常规做好空气消毒，
诊室定时开窗通风，保持空气流通，使用空气消毒净化设备持
续改善空气质量。

（2）诊间消毒：可使用 75% 酒精喷洒或使用消毒湿纸巾擦
拭椅位后，在高频接触点粘贴防护膜避污。遵循从左至右、由
上至下的原则消毒：① 护理吸唾区，包括水/气枪和把手；
② 冷光灯开关及把手、头靠；③ 医生治疗区，包括治疗台面、
把手、高低速牙科手机接头和水/气枪。

（3）水路冲洗：口腔科综合治疗椅内部的水路系统是由狭
窄而复杂的细孔树脂软管相互连接而成，可长达数米，水路系
统的功能之一是在诊疗过程中为口腔科手机提供冲洗水，而在
口腔综合治疗椅停气、涡轮手机停转的一瞬间，手机内部呈负
压状态，可导致患者口腔中的唾液、微生物、切割碎屑、血液
等回吸到手机内部，并可进入综合治疗椅的水路、气路系统。
故建议每日开诊前，冲洗管道 2~3 min；每次治疗结束后，冲洗
手机和水路 30 s，以减少回吸污染，防止交叉感染。

2. 患者准备

（1）医生初步评估后根据需求指导患者选择合适的影像学
检查，以确定种植体位置及周围骨结合的情况，检查口腔黏膜。

（2）侵入性操作均需遵循无菌原则，二期手术仍需按照一期手术要求进行术前口内消毒，降低气溶胶传播疾病的风险，具体方法同一期手术。

（3）因二期手术是在诊室内进行，应嘱患者妥善保管个人财物。

（4）告知患者术中注意事项：告知患者手术流程及配合注意事项，若感到任何不适及时告知，可轻举左手示意或轻哼一声。需要特别强调的是，术中若有小器械不慎掉入口中，应告知患者立即将头偏向一侧保持不动，不要惊慌说话或做任何吞咽动作，避免误吞误吸。

3. 物品准备

（1）器械准备：种植二期手术器械包、种植修复器械盒（内含修复螺丝刀、扭矩扳手等）、卡局式注射器。

（2）一次性用物：一次性橡胶手套、检查盘、一次性漱口杯、吸唾管、纱球、手术刀片、缝针、缝线、麻醉针头、5 mL空针等。

（3）药物准备：复方阿替卡因、2%利多卡因或其他麻醉药物。

（4）特殊用物准备：愈合基台。

（5）为确保医疗质量安全，诊室仍需常规配置抢救车和相关仪器设备（心电监护设备、氧气筒、除颤仪等），定点放置，必要时使用。

4. 医护人员准备

医护人员在二期手术中仍需遵循无菌操作原则并做好标准防护，戴口罩、帽子、护目镜/面屏，可不采用外科手消毒方法，采用"七步洗手法"洗手即可，戴一次性橡胶手套，必要时使用手术衣。

（二）治疗流程与护理配合

1. 治疗前

患者采取放松的仰卧位，医护采取舒适的坐位操作，医护双手在口腔治疗中配合操作，平稳迅速地传递所用器械及材料，从而提高工作效率及医疗质量，也可避免交叉感染。在操作前要求护士将用物准备齐全。

2. 治疗中

（1）局部麻醉与一期手术大致相同，二期手术常规使用卡局式注射器进行局部麻醉，患者往往在开始麻醉时较为紧张，因此在等待麻醉药起效的过程中，可使用安慰性和鼓励性语言安抚患者，指导患者放松并配合手术。仍需注意的是，在传递和收回卡局式注射器时要避免针刺伤。

（2）传递探针给医生检查麻醉效果，传递探针时应注意保护工作端，避免锐器伤发生。

（3）使用弯盘将手术刀传递给医生用于牙龈切开，传递骨膜剥离器给医生用于分离黏膜。手术过程中应遵循四手操作原则，及时吸唾，充分暴露术区视野。

（4）确定螺丝刀螺纹清晰后，将螺纹清晰的螺丝刀递予医生，协助医生取出覆盖螺丝，协助医生根据牙龈的厚度选择合适的愈合基台后递予医生，医生用螺丝刀将愈合基台固定在种植体上。

（5）传递缝针、缝线予医生，协助医生缝合创口。

3. 治疗后

（1）关闭手术灯，依次取下吸唾管、无菌单和治疗巾。

（2）调节患者椅位至坐位，嘱患者休息 3~5 min，避免因直立性低血压造成一过性晕厥。

（3）观察患者神志、意识、面色等，患者无不适后协助患者下椅位，送患者出诊室。

（4）告知患者术后注意事项，给予术后健康指导，并做好复诊预约。

（5）完善相关护理记录。

（6）整理手术用物及环境。

1）锐器处理：锐器统一放置于锐器盒内。安装、卸除刀片时应使用持针器，勿徒手分离使用过的卡局式注射器和针管。

2）器械预处理：冲洗器械表面污渍后使用刷子刷洗，将器械浸泡于多酶溶液湿式保存。

3）一次性用物按要求进行分类处理，非一次性用物消毒灭菌后备用，严格遵守器械"一人一用一消毒（或灭菌）"原则；按规范整理手术间；诊间消毒；空气消毒。

五、健康教育

种植二期手术后健康教育基本同种植一期手术，除此之外，还应告知患者以下内容：

（1）保持口内愈合基台清洁，可用无菌棉签蘸清水擦拭干净。

（2）若愈合基台出现松动或脱落现象，及时就诊。

第三节　种植义齿印模制取的护理常规

一、概述

种植义齿印模制取是指医生借助印模材料准确地获取种植体所在的三维空间位置，如种植体与周围牙龈之间的位置关系。具体的印模方式可以分为开窗式印模制取和非开窗式印模制取。

二、适应证

完成种植一期、二期手术的患者。

三、护理评估

（1）按传染病防控要求进行流行病史调查。

（2）了解患者既往史，除了解和种植一期、二期手术一样的全身情况外，还需要了解患者是否有与取模相关的印模材料过敏史，口扫取模需要了解患者有无心脏支架，避免引发意外。

（3）除了常规的口内检查，还需要检查患者口内是否存在明显倒凹、有无修复体，根据口内情况对倒凹进行填充，并告知患者在取模过程中有可能出现修复体脱落的情况。

四、护理配合流程

（一）术前准备

1. 患者准备

（1）了解患者的具体情况，包括患者基本信息（姓名、性别和年龄等），患者手术情况及取模方式等。

（2）心理护理：用通俗易懂的语言做好与患者的沟通，耐心倾听患者，针对患者的疑问，耐心作答。做好患者心理护理，以消除患者的紧张情绪。

（3）告知患者注意事项：在印模制取前，应用通俗易懂的语言告知患者种植义齿印模制取的操作程序和注意事项。告知患者在医生放置印模转移体后，不可用力咬，避免损伤种植体；在印模制取完成取出转移体后，方可漱口或闭口等。

2. 物品准备

（1）常规用物：检查盘、一次性漱口杯、吸唾管、冲洗空针、生理盐水、手套、纸巾、龈上刮治器、纱球、棉签。

（2）印模制取用物：选用不锈钢托盘或者硬质树脂托盘。开窗式印模制取中，口连接转移体后，需在托盘相应转移体穿出的位置开孔，待印模材料凝固后，可从开孔处旋出中央丝，使转移体随印模材料一起脱位，获得种植体工作印模。

3. 医护准备

医护人员采用"七步洗手法"洗手，做好标准防护。

（二）治疗流程与护理配合

1. 开窗式印模制取

（1）指导患者使用1%聚维酮碘含漱液含漱3次，每次1 min。患者漱口后使用吸引器吸除漱口液。

（2）清洁：传递种植工具予医生，协助医生取出愈合基台，传递冲洗用具给医生，协助医生用生理盐水对牙龈袖口进行冲洗，及时使用吸引器吸除生理盐水，以利于转移体口内就位，避免异物感染。

（3）连接转移体：协助医生将转移体用中央螺丝固定到口

内种植体上，注意及时有效吸唾、牵拉患者口角、压住患者舌体，为医生提供清晰的操作视野。

（4）试戴托盘：协助医生修整并帮患者试戴开窗式的个性化托盘，确保转移体中央螺丝能从托盘开窗处穿出。

（5）注射印模材料、托盘就位：将盛有精细印模材料（常用的印模材料有聚醚橡胶、加成型硅橡胶等）的托盘传递给医生，协助医生使托盘在患者口内就位。

（6）取出托盘：待印模材料凝固后〔不同材料的凝固时间不同，需参考产品说明书，聚醚材料口内固化时间约为 3 min；加成型硅橡胶的口内固化时间约为 2 min（温度升高，固化时间缩短；温度降低，固化时间延长）〕，传递手用改刀给医生，协助医生从托盘开窗外拧松固定螺丝，固定螺丝完全脱位后，将托盘从患者口腔中取出。

（7）连接替代体：将替代体传递给医生，协助医生在印模内安装种植体替代体，将替代体用中央螺丝固定在转移体上。

（8）比色：传递镜子给患者，传递比色板给医生，协助医生在自然光线下做好比色。若女性患者涂有口红，应协助患者擦去口红，避免影响比色的准确性。

（9）印模消毒：种植印模制取完毕，应用流动水冲洗以去除污垢与黏附物，待水干后，将印模消毒剂喷洒在印模表面，放置 5~10 min，再次用流动水冲洗，待水干后灌模。

（10）模型灌注：做好印模登记，并将消毒好的印模送技工室灌注模型（取下印模后需在 30~60 min 内完成模型灌注）。

（11）用物处理：将冲洗空针、探针等锐器置于锐器盒内，取下吸唾管，然后分类处理用物，消毒备用，做好诊间消毒。

2. 非开窗式印模制取

（1）清洁：同"开窗式印模制取"。

（2）连接转移体：传递转移柱和印模帽给医生，协助医生将非开窗式转移柱固定于种植体上，并将印模帽固定在转移柱上。

（3）试戴托盘：将准备好的托盘传递给医生，医生给患者试戴托盘时协助医生修整。

（4）注射印模材料、托盘就位：将盛有精细印模材料的托盘传递给医生，协助医生使托盘在患者口内就位。

（5）取出托盘：待印模材料凝固后，协助医生将托盘从患者口腔中取出，此时若托盘不易取出，可以用气枪对准牙列与模型间隙吹气，这样有助于医生顺利将托盘取出。

（6）连接替代体：协助医生在印模内安装种植体替代体，将替代体固定在转移体上。

（7）比色：同"开窗式印模制取"。

（8）印模消毒：同"开窗式印模制取"。

（9）模型灌注：同"开窗式印模制取"。

（10）用物处理：同"开窗式印模制取"。

五、健康教育

（1）嘱患者保持口腔卫生，特别是手术部位的清洁。用餐后可用漱口液漱口，防止食物残渣残留。

（2）告知患者愈合基台可能会脱落，一旦脱落，应及时与医生或护士联系。

（3）嘱患者尽量避免用患侧咀嚼食物。

（4）嘱患者忌烟酒以减少对伤口的局部刺激。

第四节　戴口腔种植义齿的护理常规

一、概述

戴口腔种植义齿的护理是口腔种植修复阶段的重要环节，护士应熟练掌握其护理流程与操作要求，以更好地配合医生的操作，帮助患者获取最佳的治疗效果。

二、护理评估

（1）按传染病防控要求进行流行病史调查。

（2）了解患者既往史，如患者有无全身其他疾病史，有无过敏史等。

（3）了解患者的身体状况，如患者种植体植入部位的伤口愈合情况、口腔卫生状况。

（4）辅助检查：拍摄根尖片及全景片，以了解种植体与牙槽骨的结合情况。

（5）评估患者的心理、社会状况，评估患者对种植义齿的修复及修复类型的认知情况；是否存在担忧心理；是否了解义齿的使用及保护、清洁等知识；对种植义齿的咀嚼功能、稳固性及美观的要求。

三、护理配合流程

（一）术前准备

1. 患者准备

（1）与患者有效沟通：使用通俗易懂的语言告知患者戴种植义齿的操作程序及注意事项，也可利用教学模型给患者做讲解或演示。嘱患者如果发生部件掉落，应尽量避免吞入，若发生误吞，应及时告知医生；如有任何不适，举左手示意。

（2）心理护理：良好的心理护理可以提升患者的就医体验感，耐心倾听并回答患者的问题，打消患者的疑虑，缓解患者的紧张心理。

2. 物品准备

（1）戴牙用物：咬合纸（可根据需求准备 200，100，40，12 μm 等厚度的咬合纸）、牙线、砂石针及金刚砂钻针、直手机、涡轮手机。

（2）粘接剂：根据治疗需求准备适合的粘接剂。

（3）特殊用物：基台封洞材料、粘固粉充填器、种植修复工具。

（4）其他用物：棉签、75%酒精等。

3. 医护准备

医护人员按照二级防护标准进行防护。

（二）治疗流程与护理配合

（1）指导患者使用 1% 聚维酮碘含漱液含漱 3 次，每次 1 min。患者漱口后使用吸引器吸除漱口液。调整椅位和灯光，使患者处于舒适和便于医生操作的体位，密切配合医生操作。

（2）及时传递医生所需的器械和工具，协助医生牵拉患者口角。牵拉患者口角时应注意避免拉伤患者口唇。在操作过程中应注意及时有效地吸唾，为医生提供清晰干燥的操作区域。

（3）医生在患者口内完成牙冠调整后，传递镜子给患者，医患沟通无意见后，准备调制粘接材料。常用的粘接材料有玻璃离子、复合体玻璃离子和树脂等。

（4）协助医生用纱球在患者口内隔湿，备 75% 酒精棉球或纱布于治疗盘内，消毒吹干义齿、基台，调拌适量粘接剂放入修复体内，协助医生完成义齿的粘接。待粘接剂凝固后，协助医生清除义齿周围多余的粘接剂。

（5）治疗结束后，按传染病防控要求处理使用过的器械、一次性用物，做好环境卫生和消毒工作。

四、健康教育

（1）告知患者戴种植义齿后 24 h 内勿使用患侧进食，避免食用过热、过冷、黏性食物，如果出现牙冠脱落等情况，应尽快联系医生；避免咀嚼过硬食物及偏侧咀嚼，防止种植义齿受力过大而影响其使用寿命。

（2）告知患者在戴种植义齿初期，可能会有牙龈肿胀、邻牙酸胀感，一般一段时间后会自行消失，如长期不适，应及时与医护人员联系。

（3）告知患者应少吸烟，吸烟是导致牙周炎和种植体周炎的危险因素。建议患者每隔半年到 1 年应行牙周洁治术，以去除菌斑和牙石，保持口腔软组织健康。

（4）口腔卫生指导：患者戴种植义齿后，应向患者详细讲解种植义齿使用的注意事项，指导患者养成良好的口腔卫生习惯，进行有效的口腔清洁，特别是种植基桩周围的清洁。建议患者用特制的牙间隙软刷清除食物残渣、软垢，以免种植体周围软组织感染，造成种植体周围骨组织吸收。教会患者使用常用口腔保健用品。

① 牙线（牙线棒）：将牙线摩擦进入牙间隙，直到牙龈，不要用力过大，上下左右缓慢摩擦，可有效清除残留食物、软垢及牙菌斑。

② 牙间隙刷：对于牙间隙较大者，间隙刷头应尽量紧贴牙齿的牙龈边缘，将刷头斜向嵌入牙间隙，轻轻转动插入，来回运动即可达到清洁的目的。

③ 冲牙器：冲牙器为牙刷的辅助用具，专门冲洗牙间隙及牙龈沟等牙刷不易清洁的地方。

④ 漱口水：可去除口腔内的食物残渣，保持口腔清洁，预防和控制口腔疾病。

（5）一般建议患者在戴种植义齿第一年的第 1 个月、第 3 个月、第 6 个月、第 12 个月复诊，以后每年复诊 1~2 次。复诊时间并非一成不变，可根据检查结果调整复诊计划，必要时适当缩短间隔时间。此外，需向患者强调，当种植义齿出现以下任何一种情况时应尽快就诊：① 种植义齿或义齿部件松动、脱落；② 种植义齿损坏，包括修复体崩裂、金属支架断裂及义齿折断等；③ 种植义齿周围疼痛，黏膜红肿、溢脓等。

第九章 传染病防控期间口腔颌面外科门诊常见疾病护理常规

第一节 口腔黏膜病的护理常规

一、概述

口腔黏膜病是指发生在口腔黏膜及软组织的类型各异、种类众多的疾病总称。口腔黏膜病具有病因复杂、病损多样、诊断困难、治疗棘手等特点，大多数口腔黏膜病是由口腔局部刺激因素、系统性疾病以及神经精神因素等多因素综合作用的结果。同时口腔黏膜感染性疾病患者的飞沫、唾液、疱液等分泌物中常含有大量病毒，使直接传播的风险增大。

二、适应证

口腔黏膜感染性疾病、口腔黏膜溃疡性疾病、口腔黏膜大疱性疾病、口腔黏膜变态反应性疾病、唇舌疾病、性传播疾病及肉芽肿性疾病等。

三、护理评估

（1）完成对患者的流行病史问询。

（2）测量患者体温，评估患者的感染风险与病情危重程度。

（3）在病历中完整记录流行病史问询结果，然后完成"口腔颌面外科患者就诊登记表"填写。

（4）了解患者的全身健康情况，包括一般情况、系统疾病、健康史、过敏史、月经史（女性）、医牙史、进食和睡眠状况等。

（5）评估患者的口腔卫生情况及对口腔保健常识的知晓情况。

（6）了解并观察患者的局部症状和体征，如患者的状况、疼痛性质，有无局部肿胀、溃疡等。

（7）评估患者的心理及精神状况：口腔黏膜充血水肿影响患者进食，且反复发作不愈，故患者可能会表现出烦躁不安、焦虑、悲观等心理。

四、口腔黏膜常用检查与治疗技术的选择

（1）传染病防控期间，口腔黏膜病患者临床检查建议以无创性、时长短的检查手段为主，如视诊、触诊、扣诊；治疗应以药物治疗为主，同时，建议合理增加单次处方药用量，减少患者到医疗机构配药的次数。

（2）其他耗时长、有创性检查可考虑延后择期完成，如组织活检、揭皮试验、探针试验、活体染色检查、自体荧光检查、患者唾液总量测定、味觉试验、醋酸白试验等。

五、护理配合流程

（一）物品准备

快速手消毒液、卫生湿巾、额温枪、血压计、心电监护仪、75%酒精、含氯消毒液、空气消毒机、诊疗环境消毒登记本、医疗垃圾处置登记本、手电筒（必要时需提前检查患者口腔内部情况）、预检分诊登记表等。

（二）治疗流程及护理配合

1. 治疗前

进入开展诊疗操作的诊室，均应正确佩戴医用外科口罩或医用N95口罩、一次性工作帽、乳胶手套、护目镜或防护面罩，穿工作服、隔离衣和防护服，佩戴口罩前清洁双手。

2. 治疗中

（1）在口腔检查前，嘱患者使用1%聚维酮碘含漱液含漱3 min，含漱时尽量使用一次性水杯的杯口密封口腔，患者将含

漱液吐入水杯后，立即用强力吸引器吸走。

（2）检查过程中可要求患者尽量保持短暂的停止呼气。检查时，应避免引起患者咳嗽、咽反射的操作，可调节患者体位，使患者处于放松状态并及时吸唾。

（3）视患者情况，局部应用医嘱药物。

六、健康教育

（1）嘱患者注意保持口腔卫生，避免损伤口腔黏膜。养成良好的口腔卫生习惯，坚持巴氏刷牙法，配合使用牙线、牙间隙刷、漱口液等。禁食过冷、过烫食物，进食粗硬食物时注意避免损伤黏膜。

（2）嘱患者保持心情舒畅，乐观开朗，避免焦虑。

（3）嘱患者保证充足的睡眠时间，避免过度疲劳。过度疲劳可导致机体的免疫功能紊乱，抵抗力降低，从而诱发或加重复发性口腔溃疡、口腔扁平苔藓等口腔黏膜病。

（4）嘱患者膳食均衡，清淡饮食，戒除烟酒，保持口腔黏膜湿润。口腔扁平苔藓或口腔黏膜下纤维性病变等患者，遇到辛辣、热、酸、咸味食物刺激时，病损局部可有疼痛感或使病情加重，因此，口腔黏膜病患者应禁食辛辣等刺激性食物，戒烟戒酒，拒绝咀嚼槟榔。

（5）嘱患者坚持体育锻炼，提高自身抵抗力，但传染病防控期间不建议患者外出运动，可居家在跑步机上慢跑、练瑜伽或跳健身操等。居家期间，如出现口腔黏膜大面积溃疡糜烂、口内多发性血肿、明显肿胀等病变，或口腔内出现经久不愈的溃疡等严重影响生活质量者，需及时到医院就诊。

第二节　口腔小肿物切除术的护理常规

一、概述

口腔常见的良性小肿物包括口腔黏液腺囊肿、乳头状瘤、血管瘤、纤维瘤和牙龈瘤等，以上小肿物除伴有一定的异物感以外，多数没有疼痛等症状，其治疗通常需要采用手术的方式予以切除。

二、适应证

黏液腺囊肿、乳头状瘤、血管瘤、纤维瘤、牙龈瘤。

三、护理评估

（1）完成对患者的流行病史问询，协助医生查看血常规、胸部 CT 结果。

（2）使用非接触式红外线体温枪测量患者体温，评估患者的感染风险与病情危重程度。

（3）在病历中完整记录流行病史问询结果，完成"口腔颌面外科患者就诊登记表"填写。

（4）评估患者口腔局部的症状及耐受的情况，是否能配合完成手术，对口腔保健知识和疾病的认知程度。询问患者就诊目的。

（5）了解患者的全身健康情况，包括一般情况、系统疾病、健康史、过敏史、月经史（女性）、医牙史、进食和睡眠状况等。

（6）签署手术同意书是手术前常规履行的手续，向患者及其家属介绍术中可能发生的问题，以取得患者及其家属的理解和合作。

四、护理配合流程

（一）术前准备

1. 物品准备

（1）手术物品准备与查对：局部麻醉药品、碘伏棉球、灭菌棉球、灭菌手套、小手术包（无菌孔巾，弯止血钳，直、弯眼科剪各 1 把，镊子，口镜，拉钩，刮匙，刀柄，刀片，持针器，缝线，灭菌吸唾管，纱布）。

（2）局部麻醉与准备：调节光源，暴露局部，协助医生进行局部麻醉注射，密切观察患者反应。

2. 患者准备

向患者介绍将肿物切除送检的意义、治疗方法及预后；嘱患者在治疗过程中不要用口呼吸，避免引起呛咳、误吸；嘱患者保持嘴唇放松，避免过度牵拉口角引起不适；嘱患者治疗过程如有不适则举手示意，不能随意讲话及转动头部和躯干，以防口腔软组织切割伤；向患者说明触觉与痛觉的差别，取得患者配合，保证手术的顺利进行。

（二）治疗流程及护理配合

（1）打开手术包，向患者解释术中铺无菌孔巾的目的，减轻患者的恐惧感，防止因患者触碰无菌孔巾而污染术区，保证手术的顺利进行。

（2）必要时根据手术需要添加器械，术中及时吸唾，调节光源，协助医生牵拉患者口角，保持术野清晰。

（3）戴无菌手套，协助医生局部止血和剪线。

（4）操作过程中密切观察患者反应，注意询问患者的感受，出现异常及时配合医生抢救。

（5）标本的处理：立刻将切除的组织置于标本固定液中，登记姓名、性别、年龄、科室、门诊号，查对后和病检单一起送病理科。

五、健康教育

（1）疼痛的处理方法：告知患者麻醉效果消失后创口会有疼痛感，一般无须处理，必要时按医嘱服用止痛药。

（2）出血观察及处理：告知患者放在创口上压迫止血的纱布需 30 min 后才能取出，24 h 内唾液中有少量血液属正常现象；术后当天不能做剧烈运动或重体力劳动，不吸烟，不饮酒，不吮吸伤口，不刷牙漱口；术后 2 h 才能进食，手术当日进流质或半流质饮食，不宜吃过硬、过烫的食物。

（3）预防感染：嘱患者术后应注意保持口腔卫生，进食后及时漱口，按医嘱使用漱口水，防止伤口感染。

（4）预约复诊时间：嘱患者手术后 1 周复诊拆线，取病理报告单；若有局部肿胀、出血等症状，随时复诊。

第三节　智齿冠周炎的护理常规

一、概述

智齿冠周炎是指智齿（第三磨牙）萌出不全或阻生时，牙冠周围软组织发生的炎症。临床上以下颌智齿冠周炎多见，上颌智齿冠周炎少见。智齿冠周炎治疗以局部处理为重点，局部处理又以清除龈袋内食物碎屑、坏死组织和脓液为主。

二、适应证

龈袋食物残渣堆积引起的炎症，患者会有吞咽痛、张口受限等症状。

三、护理评估

（1）完成对患者的流行病史问询，协助医生查看血常规、胸部 CT 结果。

（2）使用非接触式红外线体温枪测量患者体温，评估患者的感染风险与病情危重程度。

（3）在病历中完整记录流行病史问询结果，完成"口腔颌面外科患者就诊登记表"填写。

（4）询问患者的年龄、药物过敏史。

（5）询问患者的既往史及女性患者月经史、是否在妊娠期。

（6）了解患者的全身症状：有无畏寒、发热、头痛、全身不适。

（7）口外检查：检查患者颊部有无红肿，下颌及颈部有无肿大淋巴结。

（8）口内检查：检查患者有无张口困难、智齿未全萌出或阻生，冠周是否形成脓肿。

（9）协助医生查看患者的牙齿 X 线检查结果。

（10）评估患者的心理及精神状况；患者对疾病的认知程度，对治疗效果的期望程度。

四、护理配合流程

（一）术前准备

1. 物品准备

一次性口腔器械盒、一次性钝头 5 mL 空针、1%～3% 过氧化氢溶液、生理盐水、碘甘油液。

2. 患者准备

嘱患者在治疗过程中不要用口呼吸，避免引起呛咳、误吸；嘱患者保持嘴唇放松，避免过度牵拉口角引起不适；嘱患者治疗过程如有不适则举手示意，不能随意讲话及转动头部和躯干，以防口腔软组织切割伤；向患者说明触觉与痛觉的差别，取得患者配合，保证手术的顺利进行。在操作前，嘱患者使用 1% 聚维酮碘含漱液含漱 3 次，每次 1 min。患者漱口后，使用吸引器吸除漱口液。

（二）治疗流程及护理配合

（1）局部冲洗：① 协助医生清除龈袋内食物碎屑、坏死组织、脓液；② 协助医生使用 1%～3% 过氧化氢溶液、生理盐水反复冲洗，擦干局部，蘸碘甘油液入龈袋内。

（2）遵医嘱为患者应用抗菌药物及全身支持疗法。

（3）冠周脓肿形成后，应协助医生及时切开并置引流条。

（4）如智齿牙位不正，为避免冠周炎的复发，应建议患者尽早拔除。

五、健康教育

（1）告知患者局部用药情况，嘱患者半小时内勿漱口和饮食。

（2）如切开引流，嘱患者勿自行拔出引流条；口腔内一到两天有少量渗血渗液为正常现象，嘱患者不必紧张。

（3）饮食指导：鼓励患者多饮水；加强营养，进高热量、易消化的流质或半流质食物。

（4）嘱患者保证充足的睡眠，增强机体抵抗力，促进疾病康复。

（5）嘱患者注意口腔卫生，保持口腔清洁，用漱口液漱口。

第四节　阻生牙拔除术的护理常规

一、概述

在颌骨内位置不当，不能萌出到正常咬合位置的牙，被称为阻生牙或阻生齿。最常见的阻生牙是下颌第三磨牙，其次是上颌第三磨牙和上颌尖牙。据统计，成人中阻生牙的发生率为20%。这种阻生牙和牙龈之间容易藏污纳垢，滋生细菌，引起口臭、龋坏，当身体抵抗力下降时，常常会发生炎症。

二、适应证

（1）炎症：萌出不正的牙齿通常会引起智齿冠周炎；本身已经龋坏并有牙髓炎的智齿。

（2）食物嵌塞：阻生牙和邻牙之间有明显的间隙，食物嵌塞很难清除，导致局部的牙周炎症以及邻牙的龋坏、牙髓炎。

（3）肿瘤疾病（含牙囊肿）：一类良性肿瘤，如含牙囊肿。患者一般要求在手术摘除囊肿的同时拔除患牙。

（4）正畸要求：为了美观，越来越多的人想要矫正牙齿，随之而来的是更多的阻生牙会被要求拔除。

三、护理评估

（1）完成对患者的流行病史问询，协助医生查看血常规、胸部 CT 结果。

（2）使用非接触式红外线体温枪测量患者体温，评估患者的感染风险与病情危重程度。

（3）在病历中完整记录流行病史问询结果，完成"口腔颌面外科患者就诊登记表"填写。

（4）测量患者的基础生命体征，特别是血压、脉率等重要生命体征。

（5）询问患者的药物过敏史、既往史及女性患者月经史、是否在妊娠期。

（6）评估患者的口腔颌面部、口腔内卫生状况，了解局部症状、智齿有无影响到第二磨牙等。

（7）评估患者的睡眠及饮食状况、有无空腹就医。

（8）评估患者的焦虑症状有无缓解、能否正确理解治疗方案、对治愈疗效及可能发生的并发症的认知程度、是否主动配合治疗。

（9）询问患者用药疗效及不良反应、是否有注射麻醉药后晕厥休克的过敏反应、有无不愉快的看牙经历等。

（10）询问患者病情及主要症状：疼痛、肿胀、食物嵌塞及张口受限情况。

（11）协助医生查看患者的血常规及凝血四项检查结果。

（12）辅助检查：牙齿 X 线检查、颌面部 CT。

四、护理配合流程

（一）术前准备

1. 物品准备

查对物品及材料的名称、有效期，准备器械包（内置无菌孔巾、刀柄、口镜、刮匙、止血钳、持针器、组织剪、拉钩、开口器、剥离子、棉球、纱块）、0.1%阿替卡因、进口麻药管、0.5%碘伏、1%聚维酮碘含漱液、针线、无菌包装圆刀片（15#）、生理盐水、5 mL 注射器、骨凿、牙挺、牙钳、高速涡轮手机、长柄球钻、裂钻、冰蒸馏水、无菌手套、强吸唾管。

2. 患者准备

嘱患者在治疗过程中不要用口呼吸，避免引起呛咳、误吸；

嘱患者保持嘴唇放松，避免过度牵拉口角引起不适；嘱患者治疗过程如有不适则举手示意，不能随意讲话及转动头部和躯干，以防口腔软组织切割伤；向患者说明触觉与痛觉的差别，取得患者配合，保证手术的顺利进行。在操作前，嘱患者使用1%聚维酮碘含漱液漱口，调整椅位及光源，协助医生注射麻醉药，用0.5%碘伏消毒术区。

（二）治疗流程及护理配合

（1）告知患者治疗方法和有关程序，对可能引起患者疼痛的操作应事先告知患者并适当安慰；按无菌要求打开器械包，根据需要打开准备的器械、用物，充分暴露术野，及时吸唾，协助医生牵拉患者口角。

（2）密切观察患者的局部和全身情况，观察患者的神志、意识、脸色并及时向医生反映；配合医生切开、翻瓣、挺松牙体，必要时协助医生用高速涡轮手机去骨。

（3）需要击锤劈开时用力要适宜，方向不能偏，左手伸至无菌孔巾下面托护患者下颌角的下缘，右手握锤。

（4）安放牙钳，医生夹紧牙钳后，协助医生扶稳患者头部。

（5）协助医生清理创口、刮除肉芽组织或碎片，并用生理盐水彻底冲洗，协助医生缝合。

（三）拔牙后的护理

（1）观察病情：拔牙结束后，应留观患者约30 min，如无不适方可让患者离院。

（2）观察患者拔牙区有无出血：拔牙结束时嘱患者咬紧无菌棉球30 min压迫止血。若出血较多，可延长至1 h。

（3）加强心理护理：向患者详细介绍拔牙后的注意事项，了解患者的感受，并做相应的解释工作，缓解患者的紧张情绪。

五、健康教育

（1）嘱患者术后1~2天勿饮酒及做剧烈运动，可吃软或稀的食物，切忌食用过热、过硬食物，避免用患侧咀嚼。

（2）告知患者拔牙当天吐出的唾液带有血丝属正常现象，

不必紧张；伤口若有大量鲜血或血块流出应立即到医院诊治以止血。

（3）嘱患者拔牙当天不宜刷牙和漱口，次日可以刷牙但应避免触及创面，以免血凝块脱落使拔牙创口愈合延迟。

（4）告知患者拔牙当天有疼痛感是正常的，可按医嘱服用止痛药；若拔牙后 3~5 天仍有肿痛，应到医院就诊。

（5）嘱患者手术后若颜面肿胀或疼痛，24 h 内可用冰袋冷敷，每次 20 min，休息 10 min 后再继续冷敷，48 h 后改热敷。

（6）嘱患者在手术后 5~7 天复诊，拆除伤口缝合线。

第五节　复杂牙拔除术的护理常规

一、概述

复杂牙拔除术是口腔颌面外科门诊最常见的手术之一，是治疗某些牙病和由牙病引起的局部或全身性疾病的手段。复杂牙拔除术不仅会造成局部组织不同程度的损伤，还会引起体温、脉搏、血压不同程度的波动；同时，牙拔除术使患者对拔牙产生恐惧心理、精神紧张。因此，对行复杂牙拔除术的患者的护理是非常重要的。

二、适应证

（1）龋损过大或严重的牙周病：严重广泛的龋损而不能行牙修复；严重牙周病导致牙周骨组织大部分被破坏，牙极为松动。

（2）牙外伤：因损伤导致牙根折断且折断线与口腔相通时，难以行牙修复。

（3）阻生牙：反复发生冠周炎或引起邻近牙根吸收或破坏的阻生牙通常应拔除。

（4）滞留乳牙：乳牙滞留影响恒牙萌出者。

（5）其他：如骨折累及牙、错位牙等。

三、护理评估

（1）完成对患者的流行病史问询，协助医生查看血常规、胸部 CT 结果。

（2）使用非接触式红外线体温枪测量体温，评估患者的感染风险与病情危重程度。

（3）在病历中完整记录流行病史问询结果，完成"口腔颌面外科患者就诊登记表"填写。

（4）询问患者既往史，如过去有无全身性疾病如严重心血管疾病、糖尿病及造血系统疾病等。

（5）评估患者的身体状况，如脉搏、呼吸、血压等生命体征是否正常，是否正常进食等。

（6）评估患者的精神和心理状况，通过了解患者手术前一晚的睡眠情况来评估患者的心理状况。

（7）询问患者的用药情况，术前有无服用其他药物以及药物过敏史。必要时做药物过敏试验。

（8）签署手术同意书是拔牙前常规履行的手续，向患者及其家属介绍术中可能发生的问题，以取得患者及其家属的理解和合作。

四、护理配合流程

（一）术前准备

1. 物品准备

（1）根据所拔牙的位置选择拔牙器械包、一次性口腔器械盒、碘伏棉球、灭菌棉球、牙钳、牙挺、牙龈分离器和刮匙等。若需做翻瓣，还应准备手术刀、骨膜分离器、缝针、缝线等。

（2）局部麻醉药品：常用 0.1%阿替卡因肾上腺素，心血管疾病患者使用的局麻药物以 2%利多卡因为宜。

2. 患者准备

（1）患者体位：多采用坐位，也可采用卧位。拔除上颌牙时，患者头部应稍后仰，使张口时上颌牙𬌗平面约与地面成

45°。拔除下颌牙时，应使患者大张口时下颌牙殆平面与地面平行，下颌与医生的肘关节在同一高度或稍低。

（2）在拔牙前，指导患者使用 1% 聚维酮碘含漱液含漱 3 次，每次 1 min。患者漱口后，使用吸引器吸除漱口液。

（二）治疗流程及护理配合

医护人员在手术中的工作位置：医生在手术中的工作位置取决于患者拔牙的部位。医生通常站立于患者的右前方，拔下颌前牙时也可站立于患者的右后方，即四手操作法中 8~12 点的工作位。护士在配合时应站在患者左侧，即四手操作法中 2~4 点的工作位，此位便于传递器械、抽吸唾液或血液，协助劈凿牙和保护颞颌关节。

（1）分离牙龈：牙龈紧密附着于牙颈部，拔牙时协助医生仔细分离牙龈。

（2）挺松牙体：医生找好支点后用牙挺将牙挺松到一定程度，递予医生合适的牙钳。

（3）安放牙钳：医生用拔牙钳夹紧牙体，确保钳喙在运动时不伤及邻牙，再次与患者核对牙位。

（4）拔除病牙：医生将牙钳夹紧后，拔牙时力的应用主要有摇动、扭转（上前牙）和牵引（拔除）。

（5）拔牙创面的检查与处理：协助医生用刮匙探查牙槽窝，刮除肉芽组织或碎片。

（6）严格执行无菌技术操作：在整个手术过程中，应严格执行无菌技术操作。

（三）拔牙后的护理

（1）观察病情：拔牙结束后，应留观患者约 30 min，如无不适方可让患者离院。

（2）观察患者拔牙区有无出血：拔牙结束时嘱患者咬紧无菌棉球 30 min 压迫止血。若出血较多，可延长至 1 h。

（3）加强心理护理：向患者详细介绍拔牙后的注意事项，了解患者的感受，并做相应的解释工作，缓解患者的紧张情绪。

五、健康教育

（1）嘱患者术后·1~2天勿饮酒及做剧烈运动，可吃软或稀的食物，切忌食用过热、过硬的食物，避免用患侧咀嚼。

（2）告知患者拔牙当天吐出的唾液带有血丝属正常现象，不必紧张；伤口若有大量鲜血或血块流出应立即到医院诊治以止血。

（3）嘱患者拔牙当天不宜刷牙和漱口，次日可以刷牙但应避免触及创面，以免血凝块脱落使拔牙创口愈合延迟。

（4）告知患者拔牙当天有疼痛感是正常的，可按医嘱服用止痛药；若拔牙后3~5天仍有肿痛，应到医院就诊。

（5）嘱患者手术后若颜面肿胀或疼痛，24 h内可用冰袋冷敷，每次20 min，休息10 min后再继续冷敷，48 h后改热敷。

（6）嘱患者在手术后5~7天复诊，拆除伤口缝合线。

第六节　牙弓夹板固定术的护理常规

一、概述

牙弓夹板固定术用于松动牙的固定。此法在口腔科临床应用较多，并可根据患者需要求设计多种形式的金属牙弓夹板。临床常用的金属牙弓夹板有不锈钢丝牙弓夹板和铝丝牙弓夹板。

二、适应证

（1）固定急性牙周炎的患牙。

（2）固定因外伤造成的松动牙。

（3）减轻或避免因调𬌗或者牙周外科手术给患牙带来的外力。

三、护理评估

（1）完成对患者的流行病史问询，协助医生查看血常规、胸部 CT 结果。

（2）使用非接触式红外线体温枪测量患者体温，评估患者的感染风险与病情危重程度。

（3）在病历中完整记录流行病史问询结果，完成"口腔颌面外科患者就诊登记表"填写。

（4）了解患者的姓名、年龄、药物过敏史、既往史及外伤史。

（5）评估患者的口腔局部症状。

（6）评估患者的心理状态、就诊目的，对治疗效果的期望程度。

（7）评估患者是否了解口腔卫生保健知识、治疗程序、预后、治疗费用、配合治疗的方法等。

（8）辅助检查：X 线检查。

四、护理配合流程

（一）术前准备

1. 物品准备

（1）牙弓夹板固定术物品准备与查对：黏膜消毒药液、棉球、灭菌手套、手术包（无菌孔巾、镊子、口镜、拉钩、弯止血钳、持针器、钢丝剪、牙弓夹板、结扎丝、吸唾管、纱布）。

（2）局部麻醉药品：常用 0.1% 阿替卡因肾上腺素，心血管疾病患者使用的局麻药物以 2% 利多卡因为宜。

2. 患者准备

（1）告知患者牙弓夹板固定时间较长，会对进食、口腔清洁造成一定的影响；耐心解答患者提出的问题，保证手术顺利进行。

（2）告知患者术中可能引起不适，如结扎丝穿过牙齿之间引起疼痛不适等，可及时与医护人员沟通。

（3）指导患者在治疗过程中不要用口呼吸，避免误吞冲洗液，引起呛咳。嘱患者治疗过程中如有不适举左手示意，不能随意讲话及转动头部和躯干，以防误伤口腔软组织及面部组织。

（二）治疗流程及护理配合

（1）心理护理：在安排患者就诊时，以关心、理解、和蔼的态度接待每位患者，让患者感受到医护人员的关心，从而缓解焦虑情绪及克服恐惧心理。查看患者病历及有关检查结果。根据不同的治疗方案给予相对应的护理，实行"四手操作"。

（2）局部麻醉与准备：询问患者病史及药物过敏史，调节光源，暴露局部，观察局部黏膜状况，协助医生进行局部麻醉注射，注意观察患者反应，用碘伏消毒棉球局部消毒创面。

（3）清创：递3%过氧化氢溶液、生理盐水予医生交替清洗患者口内创面。

（4）打开手术包，操作前尽量备齐用物，遵守无菌操作原则，有效防止交叉感染；术中及时吸唾，调节光源，协助医生牵拉患者口角，保持术野清晰；将结扎丝剪成6~8 cm的若干小段备用，协助医生固定牙弓夹板，以及牵引结扎丝穿过牙齿之间。

（5）术中密切观察患者反应，及时报告医生并配合处理。

五、健康教育

（1）嘱患者术后牙齿会有疼痛、酸胀等不适，牙龈可能出现轻微红、肿的炎症反应，甚至口腔溃疡，几天后会自行缓解，无须特殊处理。如出现剧烈牙痛或牙周脓肿等严重反应，应及时复诊处理。

（2）指导患者保持口腔卫生，饭后漱口及使用抗炎漱口水，遵医嘱服用抗生素，防止伤口感染。

（3）嘱患者尽量避免用舌或手触摸伤口，待麻醉药药效消失后方可进食。

（4）嘱患者术后1~2天勿饮酒及做剧烈运动，可吃软或稀的食物，切忌食用过热的食物，避免用患牙咀嚼。

（5）嘱患者按时复诊，观察牙齿固定情况。

第七节　口腔颌面损伤清创术的护理常规

一、概述

清创术是面部预防创口感染和促进愈合的基本方法，口腔颌面部损伤的患者只要全身条件允许，应尽量对局部伤口进行早期外科处理。

二、适应证

口腔颌面部擦伤、挫裂伤、刺伤、割裂伤、撕脱伤、咬伤、贯穿伤等，口腔颌面部损伤患者生命体征稳定。

三、护理评估

（1）完成对患者的流行病史问询，协助医生查看血常规、胸部 CT 结果。

（2）使用非接触式红外线体温枪测量患者体温，评估患者的感染风险与病情危重程度。

（3）在病历中完整记录流行病史问询结果，完成"口腔颌面外科患者就诊登记表"填写。

（4）了解患者既往史，询问患者过去有无全身性疾病如严重心血管疾病、糖尿病及造血系统疾病等。

（5）了解患者的身体状况，如脉搏、呼吸、血压等生命体征是否正常。

（6）辅助检查：牙齿 X 线检查、颌面部 CT，明确有无骨折。

四、护理配合流程

（一）术前准备

1. 物品准备

（1）常规用物：一次性口腔检查盘、干棉球、棉签、吸引器、胸巾、一次性漱口杯、纸巾、镜子等。

（2）清创用物：无菌包1个（血管钳、组织剪、组织镊、剥离器、刮匙、持针器、刀柄、刀片、缝合针线、眼科剪、纱布、洞巾）、注射器、无菌手套等。

（3）麻醉药品、1%碘酊、生理盐水、肥皂水、过氧化氢溶液等。

2. 医护准备

医、护、患高频次接触的部位如椅位、灯光手柄、门把手等用防护膜覆盖。

医护人员严格按照"七步洗手法"洗手，并正确穿戴防护用品，按照二级防护标准进行防护。

3. 患者准备

患者术前常规护理包括测量生命体征，协助患者戴一次性医用圆帽、鞋套，向患者说明口腔颌面软组织损伤清创术的相关知识、手术目的、方法、术中相关注意事项及基本步骤、治疗时间、预后以及并发症等，指导患者填写局部麻醉同意书及手术同意书等。指导患者在治疗过程中用鼻呼吸，避免误吞血液、血块等；嘱患者如有不适举左手示意，不可随意说话、闭嘴、起身、蹬腿、扭动身躯等。

（二）治疗流程及护理配合

（1）口腔检查：左手持探针一侧末端，右手持口镜非工作末端同时传递予医生进行口腔检查。

（2）麻醉：传递含1%碘酊的棉签予医生进行术区消毒，左手拇指和食指持针筒部位，右手轻触护针帽，双手传递注射器予医生，待医生接稳注射器后，协助医生进行麻醉。

（3）冲洗创口：传递消毒纱布予医生覆盖创口，然后传递生理盐水或肥皂水予医生洗净创口周围被污染的皮肤；最后传递过氧化氢溶液和生理盐水予医生交替冲洗创口，直至去除创口内泥沙、碎片、异物等。

（4）清理创口：创口冲洗后，协助医生消毒皮肤、铺洞巾、行清创处理。传递刮匙予医生去除异物；然后传递组织剪予医生修整创口边缘皮肤；同时协助吸唾、止血以保持术野清晰。

（5）缝合：传递合适的缝合针线予医生进行创口缝合，缝合期间配合医生剪线；然后传递无菌纱布予医生进行创面覆盖、简单固定。术中观察患者的神志、意识、脸色，及时向医生反映，保持术野清晰，及时调节灯光、吸唾、吸尘。

五、健康教育

（1）与口内相通创口清创后嘱患者 2 h 后可食用半流质、清淡易消化的饮食，不要吃生冷、坚硬、油腻、辛辣等刺激性食物。尤其是舌部、唇部等软组织损伤，应防止因咀嚼过度牵拉伤口，而影响软组织愈合。

（2）嘱患者清创后创口可能会有疼痛感，可按医嘱服用止痛药，如症状加重应及时就诊。

（3）嘱患者按医嘱使用抗菌药物，注意口腔卫生，每次进食后应用温开水或漱口液漱口，预防感染。

（4）嘱患者术后 7 天复诊拆线，与患者预约复诊时间。如患者对美观有更高的要求，建议患者可到美容科就诊。

第八节　平阳霉素治疗颌面部血管瘤的护理常规

一、概述

血管瘤是颌面部常见的良性肿瘤，本质上是一种血管畸形，临床上好发于面颈部皮肤及唇、舌、腭等处。由于其解剖结构复杂，手术切除瘤体常导致面部畸形、功能障碍；而非手术治疗的方法较多，如硬化剂治疗、微波治疗等，但效果均不理想。平阳霉素是国产的广谱抗生素，在临床应用中不良反应少，患者易于接受。平阳霉素疗法操作方便、经济安全、疗效确切，是治疗颌面部血管瘤较理想的方法。

二、适应证

成人颌面部血管瘤、小儿增生期血管瘤。

三、护理评估

（1）完成对患者的流行病史问询。

（2）测量患者体温，评估患者的感染风险与病情危重程度。

（3）在病历中完整记录流行病史问询结果，然后完成"口腔颌面外科患者就诊登记表"填写。

（4）了解患者的全身健康情况，包括一般情况、系统疾病、健康史、过敏史、月经史（女性）、医牙史、进食和睡眠状况等。

（5）了解并观察患者的局部症状和体征，如患者的状况、疼痛性质，有无局部肿胀、溃疡等。

（6）评估患者的心理及精神状况，如患者是否有不良心理反应，对疾病治疗的心理状态、配合度、依从性。

（7）评估患者是否了解该病的治疗意义、治疗时间、治疗方法、预后和治疗费用。

四、护理配合流程

（一）术前准备

1. 物品准备

（1）常规用药：5 mL 或 10 mL 注射器、碘伏、无菌纱布、无菌手套、5 号无菌针头、一次性口腔检查盘。

（2）药品准备：2%利多卡因注射液、生理盐水、平阳霉素 8 mg。

2. 患者准备

对患者行常规术前检查，如血常规、出凝血时间、传染病四项、胸透、肝肾功能检查，测血压，进行心电图检查。做好患者心理护理，避免患者产生紧张情绪。询问患者的药物过敏史。

（二）治疗流程及护理配合

（1）心理护理：向患者简要交代治疗程序，缓解患者的紧张感，取得患者配合，指导患者签署知情同意书。

（2）患者准备：核对患者的病历及患者姓名，安排患者坐在治疗椅上、系好胸巾，接好漱口水，嘱患者漱口，调整椅位及灯光源。

（3）协助医生摆好患者体位。

（4）配置药品：生理盐水 2.5 mL+2% 利多卡因注射液 2.5 mL+平阳霉素 8 mg。

（5）协助医生针对患者血管瘤的具体部位实施注射，在注射前要按照卫生标准做好消毒工作，注意在穿刺的过程中首先要验证是否回血，在确认没有回血的情况下再协助医生给患者实施注射。

（6）注射过程中协助医生固定患者头部，密切观察患者的病情变化。口腔颌面部血运丰富，局部注射后肿胀明显，一般 24 h 之内最严重，3~5 天肿胀减退或消失，又因口腔是呼吸道的开端，特别是舌根及口底血管瘤注射后，易发生呼吸道阻塞，造成呼吸困难甚至窒息。一旦患者出现呼吸困难，立即就地抢救。同时还应观察患者皮肤的颜色、黏膜坏死脱落的程度、有无牙龈出血及疼痛。

（7）注射后做好止血和防止穿刺点感染的工作，如按压穿刺孔不少于 5 min，并且患者要在观察室留观至少半小时，确认患者没有发生严重的过敏反应后方可让患者离开。

（8）注射平阳霉素之后，遵医嘱给予患者阿莫西林或地塞米松等药物进行抗菌治疗，避免患者出现感染。

五、护理要点

（1）观察注射部位渗血及出血情况：注射完毕，针孔用消毒棉签局部按压 3~5 min，以防出血及药液外渗。

（2）防治感染：注射后遵医嘱给患者合理应用抗生素，用稀释后的 1∶1 的 3% 过氧化氢与生理盐水混合液涂抹于血管瘤表面；嘱患者加强营养。

（3）用药后监护：约4%使用平阳霉素的患者可出现发热反应，因此术后要密切观察患者的体温变化，及时采取降温措施和高热护理。同时注意观察患者有无胃肠道症状，给予清淡易消化饮食；对呕吐症状严重者，遵医嘱静脉滴注维生素 B 等。

（4）疗效指标。

① 治愈：注射后瘤体完全消失，皮肤色泽正常，无功能障碍，随访无复发。

② 基本治愈：注射后瘤体基本消失（缩小 80% 以上），皮肤色泽接近正常或有轻度色素沉着，无功能障碍，但外观尚未完全恢复正常，尚需治疗。

③ 有效（好转）：瘤体明显缩小，但缩小不足 2/3，需继续治疗。

④ 无效：瘤体无缩小，保持不变或继续增大。

六、健康教育

（1）嘱患者遵医嘱应用抗生素。

（2）嘱患者注意口腔卫生。

（3）在注射平阳霉素半个月后，嘱患者及时复诊，医生根据恢复情况决定是否再次采取注射治疗，但药物注射治疗应控制在三次以内。

第十章 传染病防控期间口腔颌面外科病房常见疾病护理常规

第一节 口腔颌面恶性肿瘤围术期的护理常规

一、概述

口腔颌面部肿瘤和其他肿瘤一样，其形成是一个多步骤、多因素的生物学过程。口腔颌面部肿瘤是口腔颌面部外科学的重要组成部分，从肿瘤的发生部位、种类和治疗等方面来说，口腔颌面部肿瘤涵盖了头颈部肿瘤的重要内容。该部位的肿瘤具有鲜明的特色。舌癌是口腔颌面部常见的恶性肿瘤，男性患者多于女性，近年来的患者渐渐趋向于年轻化。舌癌多发生于舌缘，其次为舌尖、舌背，常见的是溃疡型或浸润型。一般恶性程度较高，生长快，浸润性较强，常波及舌肌，致舌运动受限。呼吸道传染病的传播途径包括接触传播、飞沫传播和气溶胶（空气）传播。在相对封闭的环境中长时间暴露于高浓度气溶胶的情况下，存在疾病经气溶胶传播的可能。口腔科医生在诊治患者的过程中，存在近距离接触患者口腔、鼻腔及分泌物的风险，极易通过呼吸道飞沫及密切接触途径感染呼吸道传染病。传染病防控期间，在精准防护的基础上，应科学制定口腔科患者的收治标准、收治流程及防控措施。

二、治疗原则

（1）早期位于舌侧缘的病变可行外科手术切除，简单且方便，在距离病变部位 1 cm 的正常组织内进行切除，术后一般不会引起语言及其他功能障碍。由于口腔诊疗操作的特殊性，高速涡轮手机和口腔洁治器等专科设备在工作时会产生大量水雾和气溶胶，交叉感染风险高，加之颌面部血管丰富，神经、淋巴、窦腔组织多且复杂，感染容易扩散。因此，在传染病防控期间应择期手术。

（2）中晚期舌癌患者应首选手术治疗，对波及口底及下颌骨的舌癌，应施行一侧舌、下颌骨切除及颈淋巴清扫术，若对侧有转移时，应行双侧颈淋巴清扫术。舌癌的颈淋巴结转移率较高且发生较早，所以临床上触不到肿大的淋巴结，手术治疗时一般主张同时行选择性、功能性颈淋巴清扫术。舌缺损超过1/2 以上者应行一期舌再造术。在传染病大流行期间进行大型手术，显然不是最佳手术时机，故对于患口腔颌面部恶性肿瘤需限期手术治疗的患者，在不违反治疗原则的前提下，可考虑先行化疗，控制疾病的进一步发展。

（3）中晚期患者原则上需术后行放疗。

三、护理评估

（一）健康史及相关因素

1. 患者患病及治疗经过

（1）现病史：详细询问患者此次就诊的主要原因和目的，最初出现症状的时间、确切的部位，肿瘤生长速度以及最近是否突然加速生长。

（2）既往史：仔细询问患者发病前的全身健康状况，如过去有无舌炎史、损伤史，有无严重的全身疾病和外科大手术史等。除此之外，还应了解患者的预防接种史和药物过敏史。

（3）治疗情况：询问患者是否到过医院就诊；是否接受过治疗，治疗的方式和效果以及目前的治疗情况。

（4）对患者旅行史、接触史和健康状况进行全面排查，对有外出旅行史、出现发热或呼吸道症状、有疫区旅行史等情况的患者进行重点排查。

2. 生活史和家族史

（1）生活史：询问患者的出生地和生活环境、婚姻和生育等情况。重点了解患者有无烟酒嗜好，有无锐利牙嵴、残根或不良修复体长期对口腔黏膜的刺激，口腔内有无白斑或扁平苔藓等危险因素存在。

（2）家族史：询问患者家族中有无类似疾病发生的病史。

（二）身体状况

1. 症状

（1）疼痛：多数舌癌患者的早期症状不明显，当病灶范围超过 1~2 cm 时，可出现舌部疼痛；如有继发感染或病变侵犯舌根，常可发生剧烈疼痛，还可有同侧放射性头痛或耳痛。

（2）进食和说话困难：病灶侵犯舌肌时，可使舌运动受限，从而导致患者进食困难，语言表达不清。

2. 体征

（1）舌部病灶：舌癌多发生于舌缘，其次是舌尖、舌背，常为溃疡型或浸润型。

（2）舌体运动受限：舌癌一般恶性程度较高，生长快，浸润性较强，常波及舌肌，可致舌运动受限，晚期舌癌可蔓延至口底及下颌骨，可使全舌固定。

（3）颌部及颏下淋巴结肿大：舌的血供及淋巴丰富，特别是舌肌的经常挤压运动，使得舌癌容易发生早期颈淋巴结转移，远处可转移至肺部。

四、护理措施

（一）术前准备

1. 过渡时期

预约患者入院后需医学观察 3 天，无发热、咳嗽、乏力等症状方可安排手术。建议根据患者病情做好限期手术安排，有序开展择期手术，并做好与患者的解释沟通。加强术前麻醉评估和综合评估，结合患者体温监测结果和流行病史的调查情况再次筛查。在患者知情同意书中明确告知手术风险及传染病带来的附加风险，患者及其家属签字同意后，方可进行手术。

2. 心理护理

因舌癌术前、术后都会影响患者张口、说话和进食，患者对预后十分担忧，因此会恐惧、不安，产生悲观心理，传染病防控期间住院的患者容易产生不同程度的焦虑和恐惧心理。护士对此应进行有针对性的心理护理，以消除患者的恐惧，使患者处于接受治疗的最佳心理状态。

3. 饮食护理

鼓励患者平衡膳食。对不能进食者应静脉给予必要的营养，如通过静脉给予氨基酸、葡萄糖等营养素，以保证机体对营养的需要。临床实践与研究表明，日常可通过中医药干预调节人体免疫功能，激发机体自身的防御抗病能力，达到祛邪与扶正固本相结合。

4. 口腔护理

术前应根据患者具体情况进行牙周洁治，及时治疗口腔及鼻腔的炎症，可给予适当的消毒含漱液，如1%~3%过氧化氢溶液及0.5%氯己定含漱液，让患者含漱，以防术后创口感染。

5. 术前常规准备

按口腔颌面外科术前护理要求，做好术前的各种准备工作，如备血、皮肤准备等。应在术前教会患者有效的咳嗽排痰方法，让患者戒烟及学会在床上进行大小便等。告知患者留置胃管及鼻饲流质的意义：术后口内切口、组织缺损，可能引起咀嚼及吞咽困难，经口进食易致呛咳，继发肺部感染，从而导致切口延迟愈合。

6. 特殊护理

（1）语言沟通障碍患者的护理：术后由于舌切除或气管切开，部分患者可能出现言语不清的情况，因此在术前可以教会患者一些固定的手势，用以表达基本的生理需要，或可通过书面的形式进行交流，对于不能读写的患者，还可制作图片让患者选择想表达的内容。

（2）修复体准备：对于需行一侧下颌骨切除术者，术前应为患者做好健侧的斜面导板，使患者术前试戴合适，以便术后能立即佩戴，防止下颌骨偏位，影响患者呼吸。

（3）对于需进行舌再造术者，按照医嘱做好邻近组织瓣或游离组织瓣整复术的术前准备。

（二）术后护理

1. 密切监测病情

全麻手术患者术后返回病房进行 6~8 h 的隔离监护，密切观察患者生命体征及病情变化，对症给予消肿、抗炎、止血及支持治疗等。观察患者口腔皮肤黏膜有无苍白、发黑，如有则提示皮肤有血液循环障碍，应及时通知医生。除口腔专科情况外，还要注意患者的体温变化。

2. 体位护理

一般术后患者取平卧位或低半卧位，头部正中位或偏向患侧 15°~30°，保持室温在 26 ℃左右，湿度 50%~60%，注意保暖，定时开窗通风，保持室内清洁干燥，勤换床单，每日空气消毒，反复告诫患者及其家属严禁主被动吸烟，以免影响皮瓣愈合。

3. 饮食护理

原则上口内切口较大者给予鼻饲饮食，术后第一天插入胃管，先给予温生理盐水 500 mL，然后给予清淡流质饮食，术后第二天可过渡到蛋白质类营养剂，如鱼汤、肉汤、新鲜牛奶等高蛋白、高维生素流质饮食。一周后训练患者经口进食，无呛咳者可经口进流食。切口较小者经口进流食，根据病情需要选择饮食种类。宜选择高热量、高蛋白、富含维生素、少辛辣无刺激性的流质或稀烂半流质，一周后改半流质，两周后进普食，注意进食后保持口腔清洁。

4. 心理护理

对舌半切除术致言语含糊不清者，采用书面交流，同时鼓励患者保持良好的心态，正确对待疾病。一周后患者口内部分缝线拆除，可指导患者进行发声、语言训练。

5. 呼吸道管理

舌癌患者因切除一侧舌体或同时切除下颌骨，术后易引起舌后坠而发生呼吸道阻塞，故应严密监测患者呼吸、血压、脉搏的变化。责任护士佩戴一次性医用外科口罩、护目镜及橡胶手套将患者呼吸道分泌物用特定容器收集起来，防止扩散，注意观察分泌物的颜色、性状和量。防止呕吐物或血液吸入气管内而引起呼吸困难或窒息。若患者保留有气管插管或通气道，则应维护人工气道使其处于正确位置，待病情允许时方可拔除。术后患者舌体可用 7 号缝线牵拉固定以防舌后坠，但应注意将缝线固定稳妥。对气管切开者，应注意观察气管套管是否完好，有无滑脱、移位，应定时对气道进行雾化治疗，以防止痰液等分泌物阻塞气道；还应定时检查气囊状态，避免出现漏气或过度充气现象。

6. 伤口、疼痛护理

① 观察伤口敷料情况及局部有无肿胀情况。

② 观察口腔内修复皮瓣的血运情况，有无血肿、坏死和感染。

③ 上下肢取皮患者予抬高肢体，观察局部敷料渗出情况，禁止受压。

④ 患者疼痛时，根据疼痛评分应用镇痛泵及止痛药物。

7. 伤口引流管护理

① 负压持续引流，妥善固定引流管。

② 保持引流通畅，负压在 40~75 mmHg（5.33~10.00 kPa）之间，保持引流球处于塌瘪状态。

③ 观察引流量、颜色、性质，注意有无活动性出血及乳糜漏。术后 12 h 内引流量≤250 mL，如超过 250 mL 或短时间内引流液流出过快或过多，呈鲜红色，应考虑出血的可能。如引流液流出过少而面颈部肿胀明显，可能为引流管阻塞、折叠或放置于伤口部分的引流管位置不佳所致，应及时汇报。

8. 移植皮瓣的观察

手术当天每 30 min 观察并记录 1 次，术后 72 h 内每 1 h 观察并记录 1 次，72 h 后每 2 h 观察并记录 1 次，术后第 6 天每天观察记录 2~3 次。

　① 颜色：通过观察组移植皮瓣颜色可判断血运是否正常。术后 24 h 移植皮瓣稍苍白，后与供皮区颜色相一致，若移植皮瓣颜色变浅或变白、皮纹增加、肿胀不明显，则提示有动脉供血不足的可能。若移植皮瓣颜色变暗、有瘀斑、皮纹消失、水肿明显，则提示有静脉回流障碍的可能。

　② 温度：移植皮瓣的皮温应稍低于邻近组织皮温，温度相差 0.5~2 ℃。可对移植皮瓣进行保温处理，表面覆盖棉垫或多层纱布，以防受外界温度的影响。若移植皮瓣皮温比正常邻近组织皮温低 2 ℃ 以上，则提示有可能发生血液循环障碍，若移植皮瓣皮温升高超过正常范围，且局部有刺痛或疼痛持续加剧，则提示有感染的可能。

　③ 皮纹：正常情况下，移植皮瓣表面应有正常的皮纹皱褶，组织瓣柔软或稍有水肿，3~4 天后吻合静脉逐渐畅通，肿胀程度即可改善。若组织塌陷，皮纹增多，则提示动脉供血不足；若皮纹变浅或消失，组织瓣肿胀、质硬，张力增大或组织瓣切口缝线处渗血，则提示静脉回流受阻。

　④ 毛细血管充盈试验：用棉签轻压移植皮瓣皮肤，使皮肤颜色变白后移去棉签，皮肤颜色即转为粉红色，这段时间为毛细血管充盈时间，正常为 1~2 s。如果毛细血管充盈缓慢或消失，则提示有动脉供血不足的可能。

　⑤ 针刺出血试验：移植皮瓣表面消毒后，用 7 号针头刺入移植皮瓣深度约 0.5 cm，针头拔出后如见鲜红血液渗出，则提示动脉供血正常。若反复针刺后不见血液渗出，则说明可能存在动脉危象。若血液暗红、出血较快，则提示有静脉栓塞的可能。

　⑥ 防止烫伤和冻伤：组织瓣移植后，组织瓣皮肤的痛觉和温觉在短时间内都是缺失的，在此阶段要注意防止损伤。

　⑦ 光子治疗仪：术后用微光子治疗仪照射移植皮瓣，每天 2 次，每次 15 min，预防由低温刺激导致的血管痉挛，有利于移植皮瓣的血液循环，改善移植皮瓣血运，减轻移植皮瓣水肿，有利于提高移植修复效果。

9. 并发症的观察与处理

① 呼吸困难、窒息：观察患者的呼吸频率、节律、氧饱和度，痰液性状、能否咳出，咽峡及颈部软组织肿胀程度，伤口引流量、颜色、性质等。给予患者常规心电监护、雾化吸入，必要时床边备气切包或术后直接气管切开。

② 出血：观察患者的生命体征，伤口敷料是否有流血，伤口引流量、颜色、性质，监测皮温、血红蛋白等。必要时做好再次手术的准备。

③ 乳糜漏：密切观察伤口引流量、颜色、性质。乳糜漏表现为引流量突然增多，开始为淡黄色或淡红色血清样，继而为乳白色。一般予引流管持续负压吸引，颈根部加压包扎，无脂饮食。

④ 皮瓣坏死：观察皮瓣颜色，若皮瓣苍白、发紫，及时报告医生。

10. 功能锻炼

① 舌功能锻炼：再造舌功能恢复、唇的训练、下颌及张口练习。

② 语音功能锻炼：术后 3~4 周训练语言功能。根据患者舌体运动功能的恢复情况，制订循序渐进的语音功能恢复练习方案，可以先练习元音、辅音，接着由单音节慢慢过渡到字词、短句，待患者可以较好、较准确地读出以上练习项目后可逐步过渡到对话模式。

③ 吞咽功能锻炼：舌癌术后患者要将食物推入口咽有一定的困难。早期可先让患者进少量水，再将食物放入患者咽部开始练习吞咽过程，训练方法是将流质食物灌入 60 mL 注射器再接塑料管，将塑料管放置于咽腔。使用此方法训练时，在患者进食前还应指导患者屏气或用 Valsalva 手法关闭声带。教会患者"声门上吞咽"的训练方法：咳嗽去除气管内分泌物，吸气、屏气，关闭声门；将食物放入口内，努力吞咽食物，使食物进入咽部；咳嗽去除声带上积聚的食物，吞咽、呼吸。通过上述步骤，可避免患者的误吸。为确保操作过程准确无误，训练时护

士应站在患者身边，帮助患者掌握训练方法。

11. 传染病防控

术后鼓励患者在自己的病房内进行康复运动，并对患者进行传染病相关知识的宣教，对患者进行手卫生教育。护士在病房内给患者做治疗时，患者陪护人员佩戴口罩，护士采用二级防护标准。医护人员查房时采用一级防护标准。术后密切监测患者病情及各项生命体征变化，待病情稳定后，尽快安排患者出院，缩短在院时间，降低感染风险。

五、健康教育

1. 日常活动、休息指导

告知患者出院后可继续日常活动，睡觉时应适当抬高头部，尽量减少外出，避免在空间封闭的公共场合和人流密集区域滞留，尽量避免乘坐公共交通工具；必须外出时应戴口罩，勤洗手。

2. 饮食指导

嘱患者出院 1 个月内避免进辛辣、较硬的食物；应选择营养丰富、均衡的食物。

3. 伤口保护指导

嘱患者避免压迫、撞击术区；术后用柔软的牙刷刷牙，进食后漱口；保持伤口处干燥，洗脸时勿触及伤口，洗头时避免水污染伤口。

4. 用药指导

嘱患者遵医嘱服药。

5. 修复体使用指导

指导患者正确摘戴修复体与清洁修复体。

6. 康复训练

嘱患者通过康复训练视频及微信平台加强口腔癌修复、重建功能锻炼。康复训练项目包括口腔感觉训练、口腔运动训练、呼吸训练、发音训练及肩颈功能训练等。

7. 出现异常情况应立即返院检查

嘱患者如出现呼吸困难，伤口出血、裂开、肿胀，体温超过 38 ℃或其他任何异常情况，应及时就诊；如有发热和其他呼吸道症状，建议及时到当地发热门诊就诊；因病情变化确实需要来院复诊，可及时联系主治医生，若需入院治疗，则按照医院三级预检筛查方式入院治疗。

第二节　颌骨骨折围术期的护理常规

一、概述

颌骨骨折是由外伤引起的颌骨断裂，多发生在下颌骨，可引起面部畸形和正常咀嚼功能丧失。颌骨骨折多由意外伤害引起，起病急，加上疼痛、出血等因素的影响，易导致患者紧张不安，骨折时由于附着在骨折块上的咀嚼肌牵引力方向不同，骨折块发生移位，导致咬合错乱。

二、治疗原则

1. 治疗时机

颌骨骨折患者应及早治疗，但如合并颅脑、重要脏器或肢体严重损伤，全身情况不佳时，应首先抢救患者的生命，待全身情况稳定或好转后，再行颌骨骨折的处理。但应注意，在救治其他部位伤的同时，不能忽视与口腔颌面外科的衔接，以免延误治疗，导致错位愈合，增加后期处理的复杂性。

2. 骨折治疗原则

为了避免发生错位愈合，需尽早进行骨折段的精确复位。骨折固定的方法可根据条件选用，目前以手术开放复位内固定为治疗的主流技术。

3. 骨折线上牙的处理

在颌骨骨折治疗中常利用牙行骨折段的固定，应尽量保存患牙，即使在骨折线上的牙也可考虑保留，但如骨折线上的牙已松动、折断、龋坏、牙根裸露过多或有炎症，则应予以拔除，以防骨创伤感染或并发颌骨骨髓炎。

三、护理评估

（1）测量患者基础的生命体征，了解患者的体重、营养状况（有无吞咽痛、进食困难）、有无疼痛及疼痛性质。

（2）了解患者病史及受伤情况。

（3）了解患者骨折的部位，有无牙龈撕裂和牙齿损伤、皮下瘀斑、下唇麻木、张口受限、皮下气肿、神经损伤等。

（4）了解患者过敏史及既往史。

（5）评估患者的心理状况及家庭支持情况。

（6）评估患者的口腔卫生情况。

（7）病房医护人员接诊患者时按照一级防护要求进行防护，与患者至少保持 1 m 的距离，对患者旅行史、接触史和健康状况进行全面排查，对有外出旅行史、出现发热或呼吸道症状、有疫区旅行史等情况的患者进行重点排查。

四、护理措施

（一）术前护理

（1）预约患者入院后需医学观察 3 天，无发热、咳嗽、乏力等症状方可安排手术。

（2）对于急诊收治的患者，测量患者体温，筛查相关症状，询问患者是否存在疫区往返史或者可疑传染病感染患者接触史等流行病史，视患者流行病史做好相应防护并应做好相应的处理，如手术准备、监测生命体征、建立静脉通路。

（3）体位：患者头偏向健侧，以免骨折处受压。脑震荡患者绝对卧床，伴有脑脊液漏、鼻眶筛骨骨折患者取半卧位。

（4）在抢救窒息、大出血、休克、颅脑及内脏损伤的患者之后，待患者病情稳定，立即安排患者照颌面部 X 线片、CT 片、全景片，然后再进行颌面部损伤的治疗。

（5）建议根据患者病情做好限期手术安排，有序开展择期手术，并做好与患者的解释沟通。加强术前麻醉评估和综合评估，结合患者体温监测结果和流行病史的调查情况再次筛查。在患者知情同意书中明确告知手术风险及传染病带来的附加风险，患者及其家属签字同意后，方可进行手术。

（6）详细询问患者病史，了解患者的基本情况，准确监测生命体征，出现血压高、血糖高、心电图异常等情况，及时与医生沟通，使患者尽快达到适应手术的状态。

（7）患者存在软组织损伤时需进行清创缝合术；对颧骨骨折患者，需观察患者的视力变化。

（8）心理护理：指导患者掌握减压的方法，如适应环境、了解医护人员；向患者介绍手术的方法、疾病相关知识等，缓解患者的紧张情绪。

（9）专科护理：嘱患者保持口腔清洁。术前指导患者用复方洗必泰含漱液漱口，预防口腔炎及溃疡的发生。

（10）营养支持。

（二）术后护理

1. 密切监测病情

观察患者的生命体征、神志，给予心电监护。

2. 体位护理

患者全麻清醒后可适当摇高床头，可减轻局部肿胀。对于恶心、呕吐症状严重者，应告知患者呕吐时立即将头偏向一侧，以防误吸，必要时可以肌注止吐药物，预防呕吐。

3. 饮食护理

为患者制订饮食计划，由专人监督，提升患者的饮食依从性，饮食应能提供足够热量，减少咀嚼，可训练患者用汤勺或吸管进食。必要时可经胃管给予肠内营养，分离乳清蛋白粉比普通蛋白质粉更能保障骨性能，促进骨折恢复，分离乳清蛋白粉更能有效增强颌面部骨折患者内固定术后免疫功能。

4. 呼吸道管理

（1）保持患者呼吸道通畅，及时吸出患者口鼻腔分泌物。

（2）舌后坠者，将舌牵出，应用舌牵引线口外固定，避免松脱。

（3）颌间结扎者应注意呼吸，特别是术后 3~5 天切口肿胀明显者。备负压吸引装置，及时清理患者口内分泌物；床旁备钢丝剪，必要时剪断结扎丝，以防止误吸呕吐物，造成窒息。

5. 口腔护理

（1）口腔冲洗法：适用于口内有切口的患者。术后冲洗 3~5 天，每天 1~2 次，操作时动作要轻柔，同时要注意口内固定装置是否造成压痛、松脱或移位，是否损伤牙龈、唇或颊黏膜等软组织。口腔冲洗方法：患者取半卧位，头偏向一侧；将治疗巾及弯盘置于患者颌下，一名护士用口镜轻轻撑开患者口角和颊黏膜，用沾有牙膏的牙刷从不同部位刷洗患者牙间隙、牙面与牙弓夹板或结扎丝接触部位，以及牵引皮筋与牙面接触部位。另一名护士用注射器抽取呋喃西林 20 mL，接冲洗接头冲洗上述部位。同时用吸引器不断吸出患者口腔内的污垢和冲洗液，掌握好吸引压力，调节负压范围在 0.04~0.06 kPa。两名护士边刷边冲，冲刷结合。一侧刷洗干净后，用同法刷洗对侧口腔，直到吸出的冲洗液干净为止。冲洗过程中，应注意患者的呼吸和面色。擦净患者口唇及周围皮肤，口唇干燥时，涂以液体石蜡，口腔黏膜有溃疡时，可涂碘甘油或遵医嘱用药。

（2）口腔擦拭法：对于昏迷或不能配合口腔冲洗的患者可采取擦拭法进行口腔护理。操作时先检查结扎丝是否会损伤口腔前庭黏膜及有无松脱或移位，然后用牙科探针将牙、牙弓夹板及结扎丝间隙中的食物残渣轻轻钩出，最后将片状消毒棉球缠在有齿镊子上进行口腔前庭的清洁。操作时动作轻柔，避免用力过度导致切口裂开。

（3）含漱法：指导患者使用洗必泰漱口液、康复新漱口液交替含漱，每天 4 次（三餐后和睡前）。

（4）对于特殊感染的患者，根据口腔黏膜表现和口腔 pH 值测定结果选择不同的药液进行口腔冲洗或指导患者含漱。

6. 用药

遵医嘱用药，密切观察药物反应。合并颅脑或胸部损伤者禁用吗啡。

7. 切口护理

术后局部切口肿胀明显的患者 24～48 h 内冷敷控制肿胀与血肿。72 h 后可热敷，促进肿胀和淤血的消退。

8. 检查咬合关系

检查咬合关系是否正常，发现异常及时通知医生进行调整。

9. 髁突骨折患者张口训练方法

① 术后 7～10 天开始指导患者练习张口，刚开始时幅度不宜过大，以防切口裂开或出血。② 术后 10 天开始进行正常训练，张口度以被动张口至有疼痛感为止，每次张口 5～10 s，与闭口交替进行，每天 5 次，每次 15～20 min。③ 训练应循序渐进，逐渐增大张口度，每周至少应增大 1～2 mm。成人张口度应练习到 35 mm 以上，儿童视年龄一般应到 30 mm 以上。④ 张口训练至少需进行 6 个月，一般进行 6～12 个月，在不应用开口器被动张口的情况下，张口可达 35 mm 为训练成功标准。⑤ 练习中应定期复查，一般应在术后 3 个月、6 个月复查。

10. 颌骨骨折患者张口训练方法

① 在颌骨骨折复位固定的治疗过程中，要注意动和静的关系。在两周以内，治疗以静为主，即强调固定。② 颌间牵引的患者术后第 3 周起，进食时可逐渐去除牵引的橡皮圈，适当活动，以锻炼咀嚼功能，餐后挂上橡皮圈，以维持牵引状态。③ 颌间牵引的患者术后第 4 周可完全去除牵引的橡皮圈，缓慢进行张口训练，张口度由小逐渐增大。④ 颌间牵引的患者术后第 5 周至第 6 周可拆除固定的牙弓夹板，张口训练逐渐至正常张口度。

11. 心理护理

心理支持可以鼓励患者正确认识疾病，树立战胜困难的信心，保持坚定乐观的态度，在良好的心理状态下进行治疗。术后应观察患者的精神状态，医护人员和患者家属应多给予患者关怀，帮助患者树立积极的心态，若发现患者有谵妄表现，应及时采取干预措施。对患者进行心理疏导，帮助患者构建正确的认知模式，促进患者身心健康。

五、健康教育

（1）告知患者术后 3 天内体温稍高或切口轻度肿胀属正常现象。

（2）对全身状况良好者，鼓励患者早期下床活动。

（3）告知颌间固定患者可用儿童牙刷清洁口腔。

（4）告知颧骨颧弓骨折患者术后避免撞击，防止骨折块移位；术后 10 天内限制大张口活动，如张嘴大笑。

（5）指导行鼻骨手术患者学会抑制打喷嚏的方法。

（6）告知患者术后 7~10 天拆线。

（7）嘱患者术后 2~4 周，禁用力咀嚼，在此期间不能吃坚硬的食物，以免复折。

（8）嘱患者出院后 1 个月复查，复诊时调整牵引及固定，3 个月内避免剧烈活动、挤压碰撞患处，如发现结扎丝脱落、松解、断裂，咀嚼时颌骨、牙齿疼痛应及时就诊。

（9）患者拆除颌间牵引固定装置后，按照循序渐进的原则指导患者张口训练。

（10）告知患者由医生决定是否拆除术中固定用钛板，若需要则于术后半年手术去除。

（11）嘱患者尽量减少外出，避免在空间封闭的公共场合和人流密集区域滞留，尽量避免乘坐公共交通工具；必须外出时应戴口罩，勤洗手，外出回家后及时洗手、洗脸，更换衣服；建议家中常通风；如发现有发热和其他呼吸道症状，建议及时到当地发热门诊就诊；因病情变化确实需要来院复诊，可及时联系主治医生，若需入院治疗，则按照医院三级预检筛查方式入院治疗。

第三节　口腔颌面部感染围术期的护理常规

一、概述

口腔颌面部间隙感染主要是由细菌或病毒引起的感染性疾病，其中细菌引发的化脓性感染比较常见。口腔颌面部间隙感染可能是由牙源性感染、腺源性感染及损伤性感染引起的，也可能是由血源性感染及医源性感染引发的，感染一旦发生，会导致患者出现局部以及全身症状，比如充血、脓肿、发热、疼痛等。

二、治疗原则

1. 局部治疗

注意局部清洁，减少活动和不良刺激。炎症早期可外敷药物、针灸、封闭和理疗，有消炎、消肿、解毒、止痛的作用。常用外敷药有金黄散、六合丹，敷于患处皮肤表面，可使炎症消散或局限化。

2. 手术治疗

局部脓肿形成时，应及时进行切开引流，使脓液迅速排出，减少毒素吸收；减轻局部肿胀、疼痛及减小张力，缓解脓肿对呼吸道和咽腔的压迫，避免发生窒息；防止感染向邻近间隙蔓延，向颅内、纵隔和血液扩散；避免严重并发症；防止发生边缘性骨髓炎。

3. 全身治疗

口腔颌面部感染导致全身中毒症状时，应在局部处理的同时，全身给予支持治疗，并及时有针对性地给予抗菌药物。治疗中选择有效的抗生素非常重要。抗菌药物的选择，原则上应根据抗菌谱选择针对性的药物。临床上一般先根据诊断、感染来源、临床表现、脓液性状和脓液涂片镜检结果等，初步估计致病菌后选择抗菌药物，但对严重感染者，应在治疗前进行细菌培养和药敏测试，以此作为治疗中药物调整的依据。

三、护理评估

1. 健康状况

评估患者近期健康状况，了解患者是否存在未经彻底治疗的牙病、上呼吸道感染、外伤史等致病和诱发因素等。

2. 身体状况

（1）局部症状：局部表现为红、肿、热、痛和功能障碍，引流区淋巴结肿痛等典型症状。因感染部位不同，可有其他特殊表现，如咀嚼肌受累，可出现张口受限、进食困难情况。如眶下间隙感染，可出现眶下区剧痛、眼睑水肿、睑裂变窄、鼻唇沟消失症状。如炎症侵及喉头、咽旁、口底，可引起局部水肿，使咽腔缩小或压迫气管，或致舌体抬高后退，造成不同程度的呼吸困难或吞咽困难，严重者烦躁不安，呼吸短促，口唇青紫、发绀，甚至出现"三凹"征（即呼吸时锁骨上窝、胸骨上窝及肋间隙明显凹陷），此时有发生窒息的危险。浅层间隙感染，炎症局限时可扪及波动感；深层间隙感染，则局部有凹陷性水肿及压痛点。

（2）全身症状：因细菌的毒力及机体的抵抗力不同而有差异，如患者表现为畏寒、发热、头痛、全身不适、乏力、食欲减退、尿量减少等；严重感染可伴有败血症、脓血症，甚至可发生中毒性休克等。

3. 辅助检查

波动实验、脓腔穿刺法、B超或CT检查、脓液涂片镜检及细菌培养检查、实验室检查。

4. 心理-社会状况

口腔颌面部间隙感染所致局部及全身症状严重，患者对疾病的预后十分担忧，感到紧张及焦虑，常常表现为烦躁不安、失眠、沉默或多语，此时特别需要家人的安慰和细心的照顾。

5. 防护与排查

病房医护人员接诊患者时按照一级防护要求进行防护，与患者至少保持 1 m 的距离，对患者旅行史、接触史和健康状况进行全面排查，对有外出旅行史、出现发热或呼吸道症状、有疫区旅行史等情况的患者进行重点排查。

四、护理措施

（一）术前护理

（1）预约患者入院后需医学观察 3 天，无发热、咳嗽、乏力等症状方可安排手术。

（2）有序开展择期手术。加强术前麻醉评估和综合评估，结合患者体温监测结果和流行病史的调查情况再次筛查。在患者知情同意书中明确告知手术风险及传染病带来的附加风险，患者及其家属签字同意后，方可进行手术。

（3）详细询问患者病史，了解患者的基本情况，准确监测患者的生命体征，出现血压高、血糖高、心电图异常等情况；及时与医生沟通，使患者尽快达到适应手术的状态。

（4）做好心理护理，指导患者掌握减压的方法，如适应环境、了解医护人员；向患者介绍手术的方法、疾病的相关知识等，缓解患者的紧张情绪。

（5）嘱患者保持口腔清洁，术前指导患者用复方洗必泰含漱液漱口，预防口腔炎及溃疡的发生。

（二）术后护理

1. 专科护理

（1）呼吸道护理

① 严密监测患者血氧饱和度的变化。血氧饱和度低于 95% 的患者可加大氧流量至 4~5 L，必要时给予面罩吸氧。保持患者呼吸道通畅，及时清除患者口鼻腔分泌物。

② 对于呼吸道分泌物多的患者，给予定时翻身拍背，增加雾化次数为 4 次/天，鼓励患者床上活动，避免发生肺炎。

③ 对于已行气管切开或气管插管的患者，给予气道持续湿化，保持管道通畅。遵医嘱给予吸氧 1~2 L，雾化吸入 2~3 次/天。

（2）伤口护理

① 伤口置引流条或引流管，取引流液做细菌培养和药敏试验，以指导患者合理用药。根据药敏试验结果选择抗生素。

② 脓肿切开后，每日更换敷料 2~3 次，用 1%~3% 过氧化氢溶液或 1/5000 高锰酸钾溶液反复冲洗伤口，或用生理盐水冲洗伤口，或者根据药敏试验结果选择敏感抗生素加生理盐水冲洗伤口。

③ 观察引流液性质及患者神志、面色、生命体征变化，若发现患者面色苍白，暂停冲洗伤口。

④ 如糖尿病合并间隙感染患者脓肿较大、坏死组织较多，在清洗脓腔内的絮状坏死组织时，可在生理盐水内加入少许利多卡因溶液，以减轻患者伤口的疼痛，以便完成脓腔的冲洗。

⑤ 冲洗完毕，协助患者取半卧位，减小伤口张力，利于伤口引流。

（3）负压引流管护理

① 观察伤口敷料及负压球内渗出情况，如敷料渗血或渗液明显增多，立即报告医生，及时更换敷料。

② 妥善固定，维持负压，做好标识，观察是否有引流管脱出、扭曲情况。

③ 告知患者保护引流管的方法，嘱患者翻身时扶着引流管，以免其滑出、扭曲、受压。

④ 观察引流液的量、颜色、性状，如引流液量少、症状减轻，可拔出引流管。

⑤ 加强巡视，做到班班交接，观察引流管是否在位通畅，记录引流液的量、颜色及性状。

2. 基础护理

（1）保持病房环境干净整洁、温湿度适宜。

（2）保持床单位平整干燥，做好患者皮肤护理、口腔护理、卫生处置等一般护理工作。

（3）预防感染：严格执行各项感控制度，警惕呼吸道、泌尿系统、导管相关性感染等。

（4）饮食护理

① 指导患者多摄入高蛋白、高热量、高维生素的流质饮食，保证营养物质的供给。

② 局部肿胀减轻，可以经口进食的患者进全流食，可选择使用吸管或者推杆注食器进食，进食时患者在协助下采取半坐卧位，或者抬高床头 30°~60°，避免发生呛咳，引起窒息。进食后保持半坐位 30 min 左右，以防止发生食物反流而引起不适。不能张口的患者，可将吸管置于磨牙后间隙或缺牙区吸入食物，或采用大号注射器缓慢注入食物。

③ 对于吞咽困难的患者，可以给予留置胃管进食。创伤感染时蛋白质的消耗增加 20%~30%，故需额外补充，患者实际每日摄入的有效优质蛋白质量需在 90 g 左右。

（5）口腔护理

① 术后对患者进行口腔冲洗 2~3 次/天，先使用生理盐水冲洗，冲洗后嘱患者使用漱口水含漱，漱口水成分包含替硝唑及醋酸氯己定，每次 10~15 mL，含漱 2~3 min。

② 指导患者掌握正确的漱口方法，每餐前后或口腔异味重时均可自行使用漱口水含漱。清除不良气味刺激，时刻保持口腔卫生，促进伤口愈合。

（6）疼痛护理

① 疼痛是化脓性炎症急性期的表现之一，疼痛可导致血压升高，影响患者休息。责任护士每日对患者进行疼痛评估并记录，疼痛评分≥4 分的应给予止痛措施；术后患者可持续应用镇痛泵，责任护士应做好镇痛泵使用的相关宣教。

② 对于换药时疼痛分值较高的患者，可在换药前 30 min 遵医嘱给予口服止痛药。

（7）心理护理

① 护理人员应快速、准确评估患者心理状态，并及时与医生及患者家属沟通，用专业的护理技能赢得患者及其家属的信任，减轻患者的恐惧感，取得患者配合。

② 护理人员在日常工作中要做到"四动"，即"主动介绍、

主动帮助、主动反馈、主动征求",与患者建立良好的护患关系,鼓励患者表达自己的情绪。

五、健康教育

(1)嘱患者平时加强体育锻炼,增强机体免疫力。

(2)嘱患者多食新鲜蔬菜水果,患病期间多饮水。

(3)嘱患者保持口腔清洁,养成饭后漱口、早晚刷牙的好习惯。

(4)嘱患者祛除局部刺激因素,拔除残牙、残冠,义齿边缘要光滑。

(5)嘱有无保留价值的阻生牙、根尖炎等病灶的患者,炎症消退后应及时拔除患牙以根除隐患。

(6)嘱患者出院后接受医院随访,定期复诊,建议每半年进行一次口腔健康检查,发现问题及时处理。

(7)嘱患者尽量减少外出,避免在空间封闭的公共场合和人流密集区域滞留,尽量避免乘坐公共交通工具;必须外出时应戴口罩,勤洗手,外出回家后及时洗手、洗脸,更换衣服;建议家中常通风,如发现有发热和其他呼吸道症状,建议及时到当地发热门诊就诊;因病情变化确实需要来院复诊,可及时联系主治医生,若需入院治疗,则按照医院三级预检筛查方式入院治疗。

第四节 涎腺疾病围术期的护理常规

一、概述

涎腺包括腮腺、下颌下腺及舌下腺三对大涎腺和分布在口腔黏膜的众多小涎腺,涎腺疾病中较为常见的疾病有涎腺炎症、涎瘘、涎腺囊肿和涎腺肿瘤。涎腺炎症包括急性化脓性腮腺炎、慢性复发性腮腺炎、慢性阻塞性腮腺炎、下颌下腺炎、涎石病;涎腺囊肿包括黏液囊肿、舌下腺囊肿;涎腺肿瘤包括腮腺肿瘤、下颌下腺肿瘤和舌下腺肿瘤。

二、治疗原则

1. 排除病因

对于由免疫功能下降或全身衰弱状态导致的涎腺炎，要及时纠正机体脱水和电解质紊乱，积极治疗基础疾病；对于由结石引起的炎症，首先要将唾液腺结石清除掉；如果导管狭窄，则需要扩张导管。

2. 抗感染治疗

有急性炎症表现的患者，应尽早应用抗生素，同时对导管口取脓性分泌物进行细菌培养和药敏试验，以筛选出最敏感有效的抗生素。

3. 支持治疗

早期炎症可以通过热敷、理疗等方式来促进炎症的消退。喝碳酸饮料或口含维生素 C 片等，都能增加唾液分泌，再配合温热的硼酸、苏打溶液等消毒漱口液，可以控制炎症，减少感染。

4. 外科治疗

如果药物治疗效果不佳，患者病情比较严重，应考虑手术治疗。当急性腮腺炎已经发展到化脓时，必须切开引流；当慢性阻塞性腮腺炎保守治疗无效时，需要行保留面神经的腮腺腺叶切除术；唾液腺结核明确诊断后，单纯切除肿块，形成脓肿时，抽取脓液后向脓腔内注入抗结核药物效果更好；HIV 相关性唾液腺炎患者，在腺体肿大明显且能承受手术时，可行腺叶切除术。

三、护理评估

（1）评估患者的全身情况，询问患者的既往史、家族史等，患者的饮食、睡眠情况，有无发热史。

（2）评估患者的局部病灶情况，如病灶局部有无红、肿、热、触痛情况；口内是否有流脓现象，皮肤颜色、质地，有无瘘管形成等；肿瘤的位置、大小、质地，有无疼痛及疼痛性质等。

（3）评估患者的心理、社会状况，如患者及其家属对疾病的发生、发展、治疗是否了解。疼痛、发热、明显肿胀等可能会严重影响患者的进食及睡眠，甚至会影响患者的日常工作和生活，进一步加重焦虑与恐惧。

（4）病房医护人员接诊患者时按照一级防护要求进行防护，与患者至少保持 1 m 的距离，对患者旅行史、接触史和健康状况进行全面排查，对有外出旅行史、出现发热或呼吸道症状、有疫区旅行史等情况的患者进行重点排查。

四、护理措施

（一）术前护理

（1）预约患者入院后需医学观察 3 天，无发热、咳嗽、乏力等症状方可安排手术。

（2）入院后做好健康宣教，尽快让患者熟悉病区环境，为患者创造舒适安静的住院环境，确保患者良好的休息及睡眠。

（3）做好基础护理：嘱患者修剪指甲，协助患者清洗头发、更换清洁衣物等。

（4）协助患者完成各项检查，发现异常及时通知医生。

（5）对包块继发感染者，遵医嘱予抗感染治疗；对伴有疼痛的患者，必要时遵医嘱给予止痛药并密切观察止痛效果。

（6）建议根据患者病情做好限期手术安排，有序开展择期手术，并做好与患者的解释沟通。加强术前麻醉评估和综合评估，结合患者体温监测结果和流行病史的调查情况再次筛查。在患者知情同意书中明确告知手术风险及传染病带来的附加风险，患者及其家属签字同意后，方可谨慎手术。

（7）详细询问患者病史，了解患者的基本情况，准确监测生命体征，出现血压高、血糖高、心电图异常等情况，及时与医生沟通，使患者尽快达到适应手术的状态。

（8）心理护理：由于腮腺肿瘤患者面颊部都有大小不同的

包块隆起，影响患者外观，且患者担心术后有并发症、后遗症等，普遍存在紧张、焦虑、恐惧心理，所以应做好心理护理，指导患者掌握减压的方法，如适应环境、了解医护人员；向患者介绍手术的方法、疾病的相关知识等，使患者缓解紧张情绪。

（9）专科护理：由于腮腺导管开口于口腔，因此保持口腔清洁尤为重要，术前检查患者有无龋齿或口腔疾病，如有应及时治疗。术前指导患者使用复方洗必泰含漱液漱口，预防口腔炎及溃疡的发生。协助口腔卫生差的患者清洁口腔；嘱因病变导致进食困难的患者，进食半流质或流质，必要时使用吸管或遵医嘱利用鼻饲进食。

（10）手术前做好术区备皮、剃发至患者耳后 4 指。嘱男性患者剃胡须，女性询问患者月经是否来潮，并嘱其在术晨将头发梳到健侧，充分暴露手术部位。

（二）术后护理

（1）术后未清醒患者取去枕平卧位，头偏一侧，及时清理患者口鼻腔分泌物，保持呼吸道通畅。患者清醒 6 h 后取半卧位，以利于伤口引流，减轻头面部肿胀。

（2）注意伤口的渗血、出血情况，由于颌面颈部血管、淋巴管丰富，术后伤口渗出液较多，术后多留置伤口引流管，应在术后注意观察引流液及伤口敷料渗血性质及量，保持伤口引流通畅，做好记录。

（3）保持患者口腔清洁，舌下腺手术后一般不宜漱口、刷牙，以免刺激伤口引起出血。应鼓励腮腺炎患者做咀嚼运动，进酸性饮料或食物，刺激唾液分泌，增强口腔的冲洗自洁作用。

（4）术后如放置引流条或负压引流管，确保有效负压引流，告知患者保护引流管的方法，以免引流管阻塞和脱出等，保持引流通畅，观察并记录引流液的颜色、性状及量。

（5）伤口疼痛护理：疼痛由手术创伤、加压包扎所致。若包扎太紧可适当放松；患者手术后取半卧位可减轻头部充血、组织水肿及疼痛。告知患者疼痛的原因及持续时间，指导患者掌握减轻疼痛的方法，必要时给予止痛剂和镇静剂。

（6）饮食护理：嘱患者术后 1 日起进食半流质饮食，第 4 天后可进普通饮食，术后 3 个月内禁食酸辣刺激性食物，以减少唾液的分泌，预防涎瘘的发生。

（7）保证伤口敷料加压包扎正确、松紧适度，腮腺肿瘤切除术后敷料加压包扎时间长，一般需要 2~3 周，正确适度的局部加压包扎可促进残余腺体萎缩，减少涎瘘的发生。包扎松紧度以颌下伸进一指、张口度一横指为宜，如敷料包扎过紧，可引起头痛，影响进食、睡眠，导致眼睑及颜面部肿胀，甚至呼吸困难。因此，包扎期间应随时观察患者的面部血供及血液循环是否正常。因加压包扎引起患者头部胀痛时，应耐心向患者解释加压包扎的必要性。

（8）观察患者有无面神经损伤的表现。如面神经损伤致患者眼睑不能闭合，患者睡眠时应给其涂抹金霉素眼膏保护眼角膜，以防止暴露性角膜炎发生。

（9）心理护理：向患者讲解传染病知识及防护措施，缓解患者的紧张情绪，使患者能坦然面对传染病防控期间带来的不便。因术中牵拉神经导致暂时性面神经损伤者，一般 3 个月后可恢复正常，要做好相关疾病知识的解释工作，缓解患者的紧张、焦虑情绪。

五、健康教育

（1）嘱患者保持口腔清洁，减少感染的机会。

（2）腮腺炎及涎石病患者进食酸性食物，咀嚼无糖口香糖或含维生素 C 片，刺激唾液分泌。

（3）嘱患者腮腺术后 3 个月内禁食酸辣刺激性食物。

（4）指导阻塞性腮腺炎患者按摩腺体：自耳屏前向口腔方向按摩腺体，促进唾液排出。

（5）嘱患者保持情绪稳定，建立良好的生活方式，养成规律的饮食习惯。

（6）告知患者肿瘤复发的临床表现，嘱患者进行自我监护。

（7）嘱患者遵医嘱定期复诊，出现不适随时就诊。

（8）嘱患者尽量减少外出，避免在空间封闭的公共场合和人流密集区域滞留，尽量避免乘坐公共交通工具；必须外出时应戴口罩，勤洗手，外出回家后及时洗手、洗脸，更换衣服；建议家中常通风；如发现有发热和其他呼吸道症状，建议及时到当地发热门诊就诊；因病情变化确实需要来院复诊，可及时联系主治医生，若需入院治疗，则按照医院三级预检筛查方式入院治疗。

第五节 口腔正颌外科围术期的护理常规

一、概述

口腔正颌外科手术是牙颌面畸形最常用的治疗方式，即通过手术截断上颌骨、下颌骨或者周围相应的颧骨来矫治因颌骨生长发育不良或创伤等疾病造成的颌面骨移位和面部畸形。近年来，重大传染病的频繁出现给口腔颌面外科的诊疗和护理带来了巨大的挑战。为最大限度降低传染病在正颌外科术后的传播风险，进一步规范和加强患者的筛查和管理，保障广大患者和医务人员的诊疗安全，故结合口腔正颌外科的专业特点，制定出了传染病防控期间口腔正颌外科的护理常规。

二、治疗原则

（1）对因下颌前突导致反颌畸形者，需要行下颌骨截骨后移术，即通过特殊的截骨方式，将下颌骨整体后移而达到矫正畸形的目的。

（2）因上颌后缩而引起"地包天"者，则需行上颌骨截骨前移术。前移后，术前侧面观凹陷的面部会随之改善。

（3）上、下颌都存在畸形者，需同时进行上下颌骨的双颌矫正手术。必要时还要进行颏部截骨。有时需要行鼻周梨状孔充填手术以改善面中部凹陷。

（4）手术方法：双侧下颌升支矢状劈开截骨后退术，即沿下颌升支内侧面的水平骨切口、升支前缘的矢状骨切口及磨牙颊侧的垂直骨切口，使下颌骨向后退到理想位置后固定。

（5）正颌手术时机：一般宜在颌面骨骼发育生长稳定后进行手术，女性16岁以后，男性18岁以后。对于一些特殊严重病例，可以将手术时间提前。

（6）口腔正颌手术后错颌畸形（原来异常的咬合关系）基本恢复正常。对于轻度的咬合关系不协调、个别牙的错位等，术后需进行口腔牙齿正畸治疗。

三、护理评估

（1）病房医护人员接诊患者时按照一级防护要求进行防护，与患者至少保持1 m的距离，询问患者体温等相关症状的筛查情况，询问患者是否有疫区往返史或者可疑传染病感染患者接触史等流行病史，测量并记录患者的体温、心率、呼吸、血压等生命体征。

（2）了解患者的既往史、近期手术史、家族史，目前的用药情况（高血压、冠心病、糖尿病、呼吸系统疾病等用药情况）。

（3）评估患者的营养状况和进食情况，有无贫血、低蛋白血症。

（4）特殊检查：牙颌模型、X线头影测量（侧位及前后位）、颅面及牙颌摄影等。

（5）评估患者的病情及主要症状：① 颜面部发育畸形，颌骨是否对称。② 牙颌面畸形患者是否同时伴有牙体异常，影响咀嚼功能。③ 颌面部肿胀情况。④ 感觉情况：有无麻木异样感。⑤ 颌间牵引固定情况。

（6）评估患者的口腔卫生情况。

（7）实验室检查：全血细胞计数（CBC）、肝肾功能、电解质。

四、护理措施

(一) 术前护理

1. 卫生宣教

针对传染病的流行特点、传染源、传播途径、易感人群进行科普，指导患者及其家属有效防护，合理使用口罩、消毒剂，妥善处理污染废弃物品。

2. 心理护理

对因传染病频繁出现而焦虑的患者，应积极主动她与患者沟通，耐心聆听患者倾诉，科学解释传染病的防护要点，使其充分了解传染病实际流行情况并予以配合，同时让患者简单了解手术方案、手术时间、术后注意事项，告知患者术后面容改变情况，使其对手术有正确的认识，积极配合治疗和护理。

3. 常规检查

完善患者的各项常规检查，包括牙颌模型、X 线检查、颅面及牙颌摄影、X 线头影测量等。

4. 饮食

鼓励患者加强营养，有咀嚼功能障碍者，给予软食或流质。嘱患者禁食活血食物，少进刺激性饮食，有吸烟嗜好的患者要戒烟，术前禁食 8 h、禁饮 6 h，使胃肠道充分排空，防止术中胃内容物误吸入气管。

5. 备皮

嘱患者术前 1 天洗澡、洗头，男士剃须，更衣，备皮，注意保护手术区皮肤完整，询问女性患者月经是否来潮。

6. 口腔卫生

术前指导患者用复方氯己定含漱液漱口及进行口腔洁治。

(二) 术后护理

1. 体位与活动

患者麻醉清醒前采取仰卧位，头偏向一侧，清醒后适当抬高头部，有利于口腔分泌物流出，防止吸入分泌物引发窒息。

2. 监测体温

按时监测患者体温，若患者体温超过 37.3 ℃，需及时告知医生。

3. 呼吸道管理

（1）注意保持患者呼吸道通畅，及时清除患者口鼻腔分泌物、呕吐物，密切观察患者口内咽侧肿胀情况，预防呼吸道阻塞。密切观测患者心肺功能、血氧饱和度，给予持续心电监护，待患者意识清醒、生命体征平稳后方可撤去监护仪。

（2）床边备氧，必要时给予吸氧，根据病情选择吸氧方式及吸氧流量。

（3）给予雾化吸入。

（4）鼓励患者有效咳嗽咳痰，指导患者保持呼吸通畅。

4. 饮食护理

（1）全麻患者清醒后 6 h 可进流质饮食。

（2）因术后上下颌骨结扎造成暂时性咀嚼功能障碍，指导患者利用鼻饲或从磨牙后区间隙进食，少量多餐。

（3）嘱住院患者应保证每天摄入足够的能量，多吃新鲜蔬菜和水果，保证饮水量充足（1500～2000 mL/d），少吃辛辣刺激性食物。鼓励患者食用高蛋白、高热量、富含维生素的流质，以增强体质，促进切口愈合。

5. 切口护理

观察患者切口渗出情况，观察缝线、颌间固定情况，若颌间固定有松脱，及时加固调整。

6. 口腔护理

指导患者每天冲洗口腔 3～4 次，进食后应及时清除结扎丝上的食物残渣，预防继发感染。

7. 并发症的观察与处理

（1）下牙槽神经功能紊乱：询问患者下唇及颊部是否麻木，并及时汇报医生，一般术后 3～6 个月可恢复神经功能。

（2）呼吸道通气障碍：密切观察患者的呼吸、血氧饱和度情况，患者清醒后适当抬高头部。

（3）出血：监测患者的生命体征、尿量、皮温、血红蛋白等。

（4）颌面部肿胀：患者取斜坡卧位或半卧位，可减轻面部肿胀，局部冷敷可减轻伤口处渗血和软组织肿胀，冷敷期间要注意局部皮肤情况，若发现血供障碍或有麻木感立刻停止冷敷，防止冻伤。

（5）感染：做好患者有效的口腔护理，遵医嘱给予抗生素治疗，监测患者体温变化，当患者体温升高，颜面肿胀明显，口内切口有炎症反应时，应及时通知医生处理。

8. 功能锻炼

拆除颌间固定装置后，指导患者进行有效的功能锻炼，如张口功能和咀嚼功能的训练。

9. 心理护理

鼓励患者保持良好的心态，正确对待疾病。

五、健康教育

（1）嘱患者口腔护理或口腔冲洗时动作轻柔，勿触及切口，同时须密切注意观察托槽有无松动和断裂，若有异常，及时报告医生予以相应处理。口唇及口角可涂红霉素眼膏。

（2）颌板一般在术后 1 周就可拆除。颌间固定时间为 6~8 周，拆除固定装置后患者应行张口功能和咀嚼功能的训练。嘱患者一开始张口不能过大，避免食用坚硬及过热的食物，注意养成双侧咀嚼的习惯。

（3）嘱患者术后 3 个月进行常规的正畸治疗，以巩固手术矫正后的效果。

（4）嘱患者在术后 3 个月行正畸治疗的同时，进行以恢复颌间肌肉及颞下颌关节功能为目的的康复训练。

（5）指导患者出院后接受医院随访，定期复诊，如有不适及时线上问诊。

（6）嘱患者尽量减少外出，避免在空间封闭的公共场合和人流密集区域滞留，尽量避免乘坐公共交通工具；必须外出时应戴口罩，勤洗手，外出回家后及时洗手、洗脸，更换衣服。建议家中常通风；如发现有发热和其他呼吸道症状，建议及时到当地发热门诊就诊；因病情变化确实需要来院复诊，可及时联系主治医生，若需入院治疗，则按照医院三级预检筛查方式入院治疗。

第六节　唇腭裂围术期的护理常规

一、概述

唇腭裂包括唇裂和腭裂。腭裂是口腔颌面部最常见的先天性畸形，胎儿第6~12周，由于硬腭、软腭未能正常地发育、融合，以致出生时遗留有长裂隙而形成腭裂。腭裂可以单独发生，也可以与唇裂同时伴发，不仅有软组织的畸形，大部分还有不同程度的骨组织缺损和畸形，主要通过手术进行治疗。

二、治疗原则

唇腭裂手术分为一期和二期。

（1）唇腭裂一期手术的适应证包括隐形唇腭裂、一度唇腭裂、二度唇腭裂和三度唇腭裂。隐形唇腭裂从表面上看，皮肤没有裂开，但是口轮匝肌裂开了。患者在微笑的时候，上唇就会出现一个凹陷，需要进行手术。一度到三度唇腭裂患者的唇部均有裂隙，都需要进行手术治疗。

（2）唇腭裂二期手术主要是针对一期手术以后存在的继发畸形进行手术，根据患者的要求选择是否进行该手术。若患者对美观要求比较高，需要修复上唇手术后的瘢痕或者鼻子的畸形，则应进行二期手术。

三、护理评估

1. 健康史及相关因素

（1）了解患者一般情况：患者的年龄、性别、职业、婚姻状况、营养状况等，尤其注意了解与现患疾病相关的病史和药物应用情况，以及过敏史、手术史、家族史、遗传病史和女性患者生育史等。

（2）评估患者发病特点：有无语音、吸吮功能障碍、听力减退、牙槽突畸形等症状。

（3）评估患者疾病相关因素：了解患者术前的心理状态、对预后的期望程度、文化程度及经济承受能力等，进行及时有效的心理护理。

2. 身体状况

（1）评估患者目前的健康情况及各项生命体征是否正常，有无高血压、糖尿病、血液疾病等全身性疾病。

（2）评估患者与手术相关的各项检查是否正常。

3. 防护与排查

病房医护人员接诊患者时按照一级防护要求进行防护，与患者至少保持 1 m 的距离，询问患者是否有疫区往返史或者可疑传染病感染患者接触史等流行病史，记录患者的体温、心率、呼吸、血压等生命体征。

四、护理措施

（一）术前护理

（1）预约患者入院后需医学观察 3 天，无发热、咳嗽、乏力等症状方可安排手术。

（2）建议根据患者病情做好限期手术安排，有序开展择期手术，并做好与患者的解释沟通。加强术前麻醉评估和综合评估，结合患者体温监测结果和流行病史的调查情况再次筛查。在患者知情同意书中明确告知手术风险及传染病带来的附加风险，患者及其家属签字同意后，方可谨慎手术。

（3）管床护士按照临床二级防护措施进行防护后进入病房，评估患者病情并告知患者术前以下注意事项。

① 皮肤准备：术前 1 天洗澡、洗头，修剪指甲，男士剃须、剪鼻毛，女士避开月经期。注意保护手术区皮肤完整。

②　鼻腔与口腔准备：鼻腔与口腔相通手术属污染性手术。故应注意口鼻腔清洁。注意有无口鼻腔黏膜溃疡、疖等病灶，上唇皮肤有无感染。一般从术前 3 天开始，嘱患者用朵贝氏液漱口，用生理盐水轻轻擦洗鼻腔。

③　饮食准备：婴幼儿术前 4~6 h 禁食和水，成人术前禁食 8 h、禁饮 6 h，使胃肠道充分排空，防止术中胃内容物误吸入气管。

④　准备约束带、夹板，防止术后患儿哭闹时抓破切口引起出血。

（二）术后护理

（1）全麻手术患者术后返回病房进行 6~8 h 的隔离监护。

（2）密切监测患者生命体征及病情变化，对症给予消肿、抗炎、止血及支持治疗等。观察患者鼻部皮肤与鼻腔黏膜有无苍白、发黑，如有则提示皮肤有血液循环障碍，应及时通知医生。除专科情况外，还要注意患者体温变化，对于发热患者，除考虑是否由创伤或手术后并发症所致，还需与各类传染病鉴别。

（3）保持呼吸道通畅：患儿清醒后鼓励其吐出口腔内的分泌物，及时清除口腔内的血凝块，防止脱落而引起窒息。管床护士佩戴一次性医用外科口罩、护目镜及橡胶手套将分泌物用特定容器收集起来，防止扩散，注意观察分泌物的颜色、性状和量，再用有效氯为 1000 mg/L 的含氯消毒液浸泡 30 min。床边备氧，必要时给患者吸氧。根据患者病情选择吸氧方式和吸氧流量。给予患者雾化治疗。

（4）饮食护理：患儿麻醉完全清醒后 4 h 用滴管或小汤匙可给予少量温水或葡萄糖溶液。对于无呕吐的患者，通知营养科安排流质饮食，将餐送至病房入口处，由管床护士配送至病房。汤匙置于健侧，尽量不接触切口，避免切口裂开，引起切口感染。

（5）切口护理

①　管床护士采取二级防护在床边给患者行口腔冲洗，保持

患者口内伤口清洁，预防伤口感染。

② 观察腭裂术后切口有无活动性出血，术后禁用负压吸引器直接接触切口及碘仿纱条，以免碘仿纱条脱落引起出血。术后 7 天医生采用二级防护在患者病房内拔除一侧碘仿纱条，隔两天再拔除另一侧碘仿纱条。处置完之后将污物、器械等放置于污物箱，告知保洁员对病房进行消毒处理等。

③ 唇部切口缝线可在术后 5~7 天拆除。腭部切口缝线可在术后 8~10 天分次拆除。

（6）口腔护理：管床护士采用二级防护进入病房并为患者提供护目镜和一次性胸巾，引导患者将含漱液吐入一次性水杯，避免医患交叉感染。

（7）心理护理：向患者讲解传染病知识和防护措施，缓解患者的紧张情绪，指导患者坦然面对传染病带来的不便，同时提高患者对唇腭裂疾病治疗的认识，以增强其战胜疾病的信心；教会患者与焦虑、恐慌等情绪"和平共处"，保证睡眠充足、适当运动，合理安排时间，做好下一步规划。

五、健康教育

（1）鼓励家属给予患者（儿）长期的心理支持。

（2）嘱患者术后应用汤匙等进食营养丰富的流食。不宜选择热饮，热饮可加重切口出血，冷流食可减少局部切口的出血，如鲜奶、酸奶、果汁等，使用汤匙，禁止吸吮，少食多餐。1 周后开始逐渐进半流质温凉饮食，以后可逐渐进软食，1 个月后可进普通饮食。禁止吃硬质和刺激性食物，注意不可张大口咬食物，避免切口裂开。喂食时注意腭部切口，避免裂开。

（3）嘱患儿家长尽量减少患儿大声哭笑和喊叫，以免增大切口张力。必要时可固定患儿双臂，以免抓挠唇弓、切口及碘仿纱条松脱致出血。避免碰撞患儿鼻部或挤捏鼻子。必要时患儿家长将患儿抱起，给予安慰。保持患儿安静。

（4）保持口腔清洁，对不能进行含漱的患儿应每天用生理盐水定时进行口腔冲洗，边冲洗边吸引，注意冲洗和吸引的压力不能过大；能进行含漱的患儿术后要督促其进行口腔清洗，每天进餐后用清水漱口，冲洗食物残渣，再用复方氯己定漱口液漱口。鼓励患儿进食后多饮水，有利于口腔卫生。给幼儿喂清水。

（5）告知患者拆线后可继续用唇弓 10~14 天，保护唇部，避免碰伤。

（6）患者出院后的第 2、5、7、14 天，护士通过电话进行回访，询问患者治疗效果和病情，唇部仍有缺陷者可考虑 12 岁后施行二期修复。

（7）术后 2 个月医生通过互联网指导患者进行语音训练。指导患者或其家属掌握语音训练的方法，嘱患者及其家属回家后一定要坚持训练半年以上，不断巩固，才能达到恢复正常语音清晰度的效果。

（8）嘱患者尽量减少外出，避免在空间封闭的公共场合和人流密集区域滞留，尽量避免乘坐公共交通工具；必须外出时应戴口罩，勤洗手，外出回家后及时洗手、洗脸，更换衣服。建议家中常通风；如发现有发热和其他呼吸道症状，建议及时到当地发热门诊就诊，因病情变化确实需要来院复诊，可及时联系主治医生，若需入院治疗，则按照医院三级预检筛查方式入院治疗。

第十一章　传染病防控期间急救护理常规

第一节　低血糖患者的护理常规

一、概述

低血糖是血糖浓度过低的表现，正常空腹静脉血糖浓度是 $3.9 \sim 6.1$ mmol/L，空腹静脉血糖浓度 $\leqslant 2.8$ mmol/L 时则可诊断低血糖，糖尿病患者血糖浓度 $\leqslant 3.9$ mmol/L 即可诊断低血糖。低血糖可由功能性、病理性及药物因素导致，如糖尿病患者服用促进胰岛素分泌药物或应用胰岛素。糖尿病患者治疗过程中容易发生低血糖，年龄较大、肝肾功能不全、同时应用胰岛素或其他疾病导致进食减少、运动量突然加大等可导致低血糖。

二、症状

1. 交感神经兴奋表现

患者在低血糖早期一般会出现这种症状，患者表现为心悸、乏力、多汗、明显饥饿感、面色苍白、肢体震颤、恶心、呕吐等。

2. 神经系统的表现

患者一般在严重低血糖时会出现神经系统方面的表现，轻者有嗜睡、精神异常等，重者表现为昏迷、大小便失禁，甚至脑死亡。导致低血糖的原因主要是饥饿以及糖尿病患者应用降血糖药过多。

三、护理措施

（1）怀疑低血糖时立即测定血糖水平，以明确诊断；无法测定血糖时暂按低血糖处理。

（2）对于意识清醒者，给予 15～20 g 糖类食品口服；对于意识障碍者，给予 50% 葡萄糖溶液 20～40 mL 静脉注射或胰高血糖素 0.5～1 mg 肌注。

（3）给予糖类食品或者相应药物后每 15 min 监测血糖一次。

（4）若血糖仍低于 3.9 mmol/L，再给予葡萄糖口服或静脉注射；若血糖高于 3.9 mmol/L，但距离下一次就餐时间在 1 h 以上，给予含淀粉或蛋白质的食物；若血糖仍低于 3.0 mmol/L，继续给予 50% 葡萄糖溶液 60 mL 静脉注射。

四、注意事项

（1）无警觉性的低血糖：常出现在多次低血糖发作后，例如，患者没有心慌出汗、视力模糊等先兆症状而直接进入昏迷状态。

（2）建议患者经常进行自我血糖监测，有条件者可进行动态血糖监测，意识恢复后至少监测血糖 24～48 h。对患者实施糖尿病教育，嘱其携带糖尿病急救卡，对儿童或老年患者进行相关培训。

（3）嘱患者传染病防控期间应做到出门戴口罩、勤洗手、定期室内通风，落实糖尿病健康管理"七法宝"（均衡营养、适当运动、规范用药、血糖监测、规律作息和心理调适）。

第二节　窒息患者的护理常规

一、概述

呼吸道异物系指喉、气管、支气管异物。较大的异物堵塞呼吸道可引起窒息，甚至危及生命。

二、症状

发病急骤，突然不能说话，手抓颈部。患者有咳嗽、咳痰、咳呛、呼吸困难、咳血、发热表现。

三、护理措施

（1）首先采取海姆立克急救法进行急救。对于清醒者，可嘱其弯腰并用手掌击打其后背中间 4~6 次；或救治者用双手环绕患者腰间，一手握拳抵于患者脐上两横指处，另一手握拳向上、向后冲击勒压 4~6 次。对于昏迷患者，先将患者置于仰卧位，然后行海姆立克急救法。

（2）海姆立克急救法成功后，根据患者病情进行对症处理。

（3）若海姆立克急救法失败，则行急诊手术于支气管镜下取出异物。医护人员做好防护措施。

（4）术后将患者送至单间隔离 ICU 病房继续治疗或患者好转后送至过渡隔离病房后住院治疗。

四、注意事项

（1）窒息救治的关键是早期发现与及时处理，应争分夺秒、就地抢救。

（2）根据窒息的具体情况，采取相应措施。

第三节　过敏性休克患者的护理常规

一、概述

过敏性休克是外界某些抗原性物质进入已致敏的机体后，通过免疫机制在短时间内触发的一种严重的全身性过敏性反应，多突然发生且非常严重，若不及时处理，常可危及生命。

二、症状

过敏性休克既有过敏的症状，又有休克的症状。主要表现有喉头或支气管水肿与痉挛引起的呼吸道阻塞症状，表现为喉头堵塞感、胸闷、气急、呼吸困难、窒息感、发绀等。循环衰竭症状有心慌、脸色苍白、皮肤出汗、血压下降等。

三、护理措施

（1）患者一旦发生过敏性休克，立即停药，就地抢救。

（2）使患者立即平卧，给予氧气吸入，并注意保暖。

（3）密切观察患者意识、生命体征、尿量，以及其他临床变化。

（4）有序清退在场其他人员，并督促其他人员戴好口罩。

（5）立即遵医嘱给患者肌内注射 0.1% 盐酸肾上腺素 0.01 mL/kg。

（6）症状如不缓解，可每 10~15 min 给予肌内注射 0.1% 盐酸肾上腺素 0.01 mL/kg，直至患者脱离危险。

（7）若患者血压仍不回升，给予地塞米松 0.5~1.5 mg（0.2~0.3 mg/kg）加入 10% 葡萄糖溶液 10 mL 后静脉注射，或氢化可的松 5~8 mg/kg 加入 5% 葡萄糖溶液 250 mL 后静脉滴注。

（8）给予肌内注射异丙嗪 0.5~1 mg/kg。

（9）若患者血压仍不回升，须立即静脉输入 5%~10% 葡萄糖溶液 250 mL，加入去甲肾上腺素 0.5~1 mg，或间羟胺 2 mg。根据血压调节滴速，一般每分钟 15~20 滴。

（10）若患者出现呼吸抑制，给予肌内注射洛贝林 1~3 mg，进行人工呼吸和胸外心脏按压。

（11）将患者送至单间隔离 ICU 病房继续治疗或患者好转后送至过渡隔离病房后住院治疗。

四、注意事项

（1）尽量使过敏性休克的患者处于安静的环境之中，要随时观察患者的神志及皮肤颜色。

（2）要定时测量患者体温、血压等生命体征。如果出现异常情况，应及时进行治疗。

（3）给予过敏性休克患者一定的氧气吸入，如果患者心脏出现问题，一定要立即进行抢救。

第四节　心搏骤停患者的护理常规

一、概述

心搏骤停是指心脏射血功能突然终止，大动脉搏动与心音消失，重要器官（如脑）严重缺血、缺氧，导致生命终止。这种出乎意料的突然死亡，医学上又称猝死。引起心搏骤停最常见的原因是心室纤维颤动。若呼唤患者无回应，压迫眶上、眶下无反应，即可确定患者已处于昏迷状态。再注意观察患者胸腹部有无起伏呼吸运动。如触颈动脉和股动脉无搏动，心前区听不到心跳，可判定患者已心搏骤停。

二、症状

心搏骤停或心源性猝死的症状为意识丧失、呼吸心跳停止、无法测量脉搏和血压、颜面青紫或抽搐等。

三、护理措施

发现有人心搏骤停后应立即进行心肺复苏，具体流程如图 11-1 所示。

四、注意事项

（1）徒手心肺复苏过程中应注意：按压快速有力（100 次/分）；确保胸廓充分回弹；尽量减少按压中断。

（2）肺复苏循环：30 次按压，然后 2 次通气；5 次循环的时间为 1~2 min，避免过度通气；确保气道通畅。

（3）正确建立高级气道后，双人复苏不必再行 30∶2 循环，应持续以 100 次/分进行胸外心脏按压，同时每分钟通气 8~10 次，通气时不中断按压。

（4）每 2 min 检查一次心律，同时通气者与按压者轮换寻找可逆转病因并治疗。

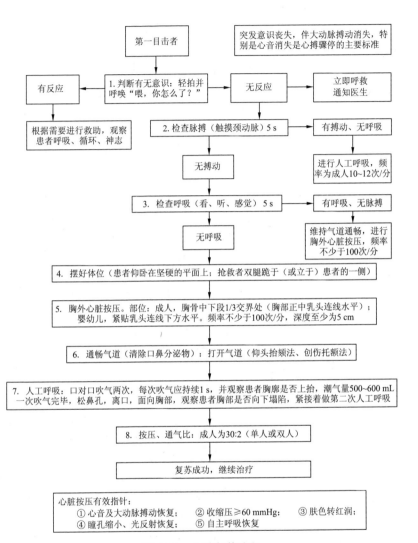

图 11-1 心肺复苏流程

第十二章 传染病防控期间
口腔科门诊感染控制规范

第一节 口腔科门诊环境管理

为了做好口腔专科门诊的传染病防控工作，合理分配各类防控物资和人员，在充分考虑科室各类区域的职能特点的基础上，将科室的整体空间进行分类、分级管理。根据各区域的职能和特点，有针对地制定人员物资配备方案、防护措施及消毒标准等，确保口腔专科科室的管理做到传染病防控和诊疗工作统筹兼顾、重点突出。具体的区域划分、物资配备及消毒标准见表 12-1 至表 12-8。

表 12-1 区域划分及职能

分区	配置人员	职能
预检分诊区	护士	在科室入口处测量患者及陪护人员的体温，查传染病检测阴性报告，登记身份信息，检查个人防护情况，限制陪护人员数量。通过看、听、问、检详细了解患者基本情况，对患者进行初步分诊
候诊大厅	护士	合理安排患者候诊，维持候诊秩序，尽量分散候诊患者
诊疗区	医生、护士	对患者进行口腔检查，制订诊疗计划，为患者治疗
污物暂存区	护士	集中存放污染的医疗器械等
器械清洗消毒区	护士	回收污染的器械，进行清洗、消毒和灭菌

续表

分区	配置人员	职能
影像检查室	技师	负责患者的影像学检查
更衣室	医生、护士等	诊疗前后医务人员更换衣物

表 12-2　各区域物资配备

工作区域	物资配备
预检分诊区	红外线体温测量仪、信息登记册、免洗手消毒凝胶、含氯消毒液、预检分诊单等
候诊大厅	通风或者循环空气消毒机、含氯消毒液等
诊疗区	紫外线灯、防护膜、聚维酮碘含漱液、洗手液、免洗手消毒凝胶、循环空气消毒机、含氯消毒液等
污物暂存区	含氯消毒液、收纳箱等
器械清洗消毒区	清点台、手工清洗工作站、全自动喷淋式清洗消毒机、高压气枪、医用封口机、涡轮手机注油机、压力蒸汽灭菌器、污染物品回收箱、灭菌物品周转箱、含氯消毒液等
影像检查室	免洗手消毒凝胶、循环空气消毒机、含氯消毒液等
更衣室	含氯消毒液、循环空气消毒机等

表 12-3　预检分诊区及候诊大厅消毒标准

部位/物品	消毒方式	消毒频次
体温枪	用含醇类消毒湿巾或有效氯为 1000 mg/L 的含氯消毒液擦拭	1 次/2 h
登记台	用含醇类消毒湿巾或有效氯为 1000 mg/L 的含氯消毒液擦拭	1 次/h
候诊椅	用有效氯为 1000 mg/L 的含氯消毒液擦拭	2 次/天
地面	用有效氯为 1000 mg/L 的含氯消毒液拖地	1 次/2 h
空气	用 0.2% 过氧乙酸消毒液喷洒	2 次/天

表 12-4　诊疗区消毒标准

部位/物品	消毒方式	消毒频次
诊疗器械	压力蒸汽	一用一灭菌
综合治疗台	用含醇类消毒湿巾或有效氯为 1000 mg/L 的含氯消毒液擦拭	一用一消毒
边台	用含醇类消毒湿巾或有效氯为 1000 mg/L 的含氯消毒液擦拭	一用一消毒
地面	用有效氯为 1000 mg/L 的含氯消毒液拖地	2 次/天
空气	空气消毒机，用 0.2%过氧乙酸消毒液喷洒（加强消毒），开窗通风	3 次/天
患者口腔	聚维酮碘含漱液口内含漱 1 min	治疗前后

表 12-5　检验检查区消毒标准

部位/物品	消毒方式	消毒频次
检查设备	用含醇类消毒湿巾或有效氯为 1000 mg/L 的含氯消毒液擦拭	一用一消毒
边台	用含醇类消毒湿巾或有效氯为 1000 mg/L 的含氯消毒液擦拭	1 次/2 h
地面	用有效氯为 1000 mg/L 的含氯消毒液拖地	2 次/天
空气	空气消毒机，用 0.2%过氧乙酸消毒液喷洒（加强消毒），开窗通风	3 次/天
患者口腔	聚维酮碘含漱液口内含漱 1 min	治疗前后

表 12-6　医护办公区消毒标准

部位/物品	消毒方式	消毒频次
办公设备	用含醇类消毒湿巾擦拭	2 次/天
办公桌椅	用有效氯为 500 mg/L 的含氯消毒液擦拭	2 次/天
地面	用有效氯为 500 mg/L 的含氯消毒液拖地	2 次/天
空气	用 0.2%过氧乙酸消毒液喷洒，开窗通风	3 次/天

表 12-7　更衣室消毒标准

部位/物品	消毒方式	消毒频次
空气	开窗通风，空气消毒机（加强消毒）	3 次/天
地面	用有效氯为 500 mg/L 的含氯消毒液拖地	2 次/天

表 12-8　公共生活区消毒标准

部位/物品	消毒方式	消毒频次
物体表面、地面	用有效氯为 500 mg/L 的含氯消毒液擦拭和拖地，如遇污染随时消毒	2 次/天

第二节　口腔科门诊工作人员防护

依据岗位职责对不同工作人员进行传染病感染的防控知识培训，制定防护标准，不同区域工作人员的具体防护标准见表 12-9。

表 12-9　工作人员防护标准

工作区域	配置人员	防护标准
预检分诊区	护士	工作服（白大衣、裤）、医用圆帽、医用外科口罩、护目镜/面罩、医用检查手套
诊疗区	医生护士	工作服（白大衣、裤）、医用圆帽、医用N95 口罩、护目镜/面罩、隔离衣/防护服、医用灭菌手套、鞋套
器械清洗消毒区	护士	工作服（白大衣、裤）、医用圆帽、医用外科口罩、护目镜/面罩、防水围裙、丁腈防护手套、防水靴
影像检查室	技师	工作服（白大衣、裤）、医用圆帽、医用外科口罩、护目镜/面罩、医用检查手套
办公区	保洁	工作装、医用普通口罩

续表

工作区域	配置人员	防护标准
公共区	保洁	工作装、医用圆帽、医用外科口罩、乳胶手套
诊疗区	保洁	工作装、医用圆帽、医用外科口罩、丁腈防护手套、护目镜/面罩
医废处理区	保洁	工作装、医用圆帽、医用外科口罩、防护服、丁腈防护手套、护目镜/面罩

一、防护用品穿戴标准

（1）一级防护：日常诊疗工作中口腔科医务人员的防护。穿工作服（白大褂），戴医用圆帽、医用外科口罩和一次性乳胶手套。必要时使用护目镜或面屏。

（2）二级防护：传染病防控期间或传染病流行地区口腔科医务人员开展有气溶胶、飞溅物或气雾产生的口腔诊疗操作，或非传染病流行期间口腔科医务人员治疗已知患有传染性疾病（如 HBV、HCV、HIV 感染，流行性感冒等）患者时的防护。穿工作服（白大褂或洗手衣），外面加套一次性隔离衣或手术衣，戴医用圆帽、医用外科口罩或医用防护口罩（N95）、护目镜或防护面罩（面屏）、鞋套、一次性乳胶手套（1~2 层）。

（3）三级防护：传染病防控期间接诊传染病感染确诊病例或疑似病例或密切接触者的医护人员的个人防护，或遇突发未知原因的呼吸道传染性疾病时医护人员的防护。有条件者应佩戴正压式头套或动力送风过滤式呼吸器，若确无条件可以在工作服（白大褂或洗手衣）外面加套一次性防护服、戴医用圆帽、医用防护口罩（N95）、防护面罩（面屏）或护目镜、一次性乳胶手套（2 层）、防渗漏鞋套等。

二、防护用品更换、摘脱及清洗消毒要求

（一）更换时间要求
医用圆帽、医用普通口罩、医用外科口罩、隔离衣、医用

防护服均为一次性使用物品，要求至少 4 h 更换 1 次，遇潮湿或被污染则随时更换；护目镜、面罩被血液、分泌物等污染及时更换；鞋套分区使用、一用一更换；诊疗区域防护用品每诊疗一位患者更换一次；工作服、工作装每日更换；传染病流行期间科室医疗废物每日定时由 1 名医废处理员统一收集并转运，要求收集、转运结束后更换防护用品。

（二）摘脱要求

个人防护用品摘脱时，应按要求、按顺序摘脱，避免手直接接触污染面，不要在防护用品外喷洒消毒液后再摘脱，因为消毒剂起到消毒效果需要一定的时间。脱去防护用品后必须进行手卫生，以用肥皂（皂液）在流动水下洗手为佳。非清洁的手严禁接触口、鼻、眼等部位。

穿戴、摘脱个人防护用品流程见图 12-1。

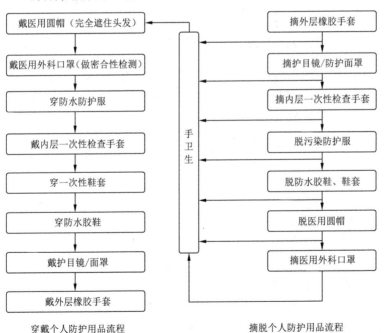

图 12-1　穿戴、摘脱个人防护用品流程

（三）清洗消毒要求

重复使用的护目镜、防护面罩使用后，用流动水冲去明显污渍，密闭存放。使用有效氯为 500 mg/L 的含氯消毒液擦拭消毒 5~10 min 后，冲洗干净，干燥后备用。

三、严格执行手卫生

医务人员在工作期间不戴手镯（链）、手表、戒指等物品，并严格落实手卫生的"两前三后"原则。

两前：① 接触患者前；② 清洁、无菌操作前，包括进行侵入性操作前。

三后：① 接触患者体液后，包括接触患者黏膜、破损皮肤或伤口、血液、分泌物、排泄物和伤口敷料等之后；② 接触患者后；③ 接触患者周围环境后，包括接触患者周围的医疗相关器械、用具等物体表面后。

四、离开工作岗位前的防护要求

医务人员在离开工作岗位之前脱下所有防护用品后进行手卫生，有条件的科室再进行沐浴，没有条件的科室清洁面部、颈部、耳部后离开。

五、感染性职业暴露损伤处理原则

（一）局部处理

（1）黏膜暴露：先用生理盐水冲洗，然后用清水冲洗。

（2）皮肤暴露：先用皂液清洗，然后用消毒剂擦拭暴露部位消毒（消毒剂用 75% 酒精或者 0.5% 碘伏）。

（3）锐器伤：先挤出损伤处血液，然后用流动水冲洗，最后局部应用消毒剂。

（二）报告

（1）报告室负责人（护士报告护士长，医生、技师报告科主任）。

（2）电话报告疾病预防控制科，由专职人员根据具体情况电话通知暴露者进行相关检测。

（三）检测与预防用药

1. HBV 暴露者检测乙肝两对半和肝功能

预防用药：表面抗体阴性者，24 h 内肌内注射乙肝免疫球蛋白 200 U，如以往接种过乙肝疫苗，需强化注射乙肝疫苗 1 次。未接种过乙肝疫苗者，6 个月内完成 3 次乙肝疫苗全程注射（即刻、1 个月、6 个月）。

2. HCV 暴露者检查抗-HCV、肝功能

目前暂无适用于 HCV 暴露后的预防治疗。

3. HIV 暴露者检查抗-HIV

暴露者报告疾病预防控制科。

4. TP 暴露者检查梅毒抗体

预防用药：肌内注射长效青霉素 120000 U/次，每周一次，连续 3 周。

（四）填表表格与撰写不良事件分析报告

（1）填写"医院经血源性病原体职业暴露个案登记表"（护士由护士长签字确认，医生、技师由主任签字确认）。

（2）撰写不良事件分析报告。报告内容包括事件发生经过描述（发生时间、地点、经过，事故原因分析）、接触后处理措施、暴露者签名、负责人签署意见。

（五）费用报销

1. 暴露者带齐下列资料至疾病预防控制科

（1）"医院经血源性病原体职业暴露个案登记表"。

（2）源患者感染情况化验单（复印件）。

（3）暴露者化验单、门诊病历。

（4）使用预防用药者提供门诊用药处方。

（5）检查、药物及治疗的发票单据第一联。

2. 费用报销与领取

由疾病预防控制科专职人员执行审核及相关报销流程。

六、后勤人员培训

加强对保洁员防护知识的培训，包括对环境进行清洁消毒、医疗废物垃圾的包装、收集、转运和存放，严格按照《医疗废物管理条例》和《医疗卫生机构医疗废物管理办法》管理。对日常清洁消毒流程、七步洗手法、诊区消毒、清洁用品的处置、个人防护措施等知识进行规范指导并定期考核，使保洁员在对传染病知识有了全新认识的同时增强院感意识。

第三节 口腔科工作人员健康管理

医院作为抗击传染病的主战场，是有效控制传染病蔓延的关键环节。医院工作人员，无论是临床一线的医护人员，还是负责物资保障等工作的后勤人员，都在传染病防控过程中发挥着不可或缺的作用。为了保障医院工作人员的职业健康安全，除制定严格的预防标准，要求个人根据感染风险采取相应的防护措施外，其他方面比如如何科学、全面、迅速、有效地监测医院工作人员的健康情况也至关重要。

（一）健康监测方式

为加强医院员工健康管理，准确识别员工中潜在的高风险人群，医院要求全院员工填写"医院员工健康状况汇总表"。具体内容包括：是否离开工作所在地、何时离开工作所在地、何时回工作所在地、假期居住地、是否经过疫区、是否接触疫区人员及身体状况等内容。

（二）科室分层监控

传染病防控期间，为了做到医院员工管理工作方案在全院范围内精准有效实施，人力资源办联合医院疾控科、医疗科等部门，依据各科室接诊发热及呼吸道症状患者难易程度和频率高低划分风险等级。

（三）针对有异常症状员工的管理

1. 发现异常及时沟通，全面监控症状发展过程

工作小组发现相关高危临床症状后及时与科室及个人沟通，指定科室联络人进行专人监测和督导，并完成在线"医院工作人员每日情况统计表"的填写，表格内容包括科室、人员类别、前一日是否进行传染病检测、人员现状。

2. 及时查找新发症状的原因，排查高危因素

与异常症状员工及科室负责人沟通，寻找新发症状出现的可能原因。遵循"疑病从有"的原则，首先明确有无传染病相关流行病史，必要时做相关检测排除感染传染病的可能性，对于短期出现多例新发症状的科室，重点排除科室聚集性发病的可能性。

3. 积极干预，降低风险

发现科室有传染病相关症状员工后，需要对科室和个人进行多方面的管理和指导。

4. 管理原则

（1）急性发热员工

① 员工出现发热、乏力、干咳等症状时，应当立即到就近的医疗卫生机构发热门诊就诊，遵医嘱用药。

② 暂停工作，上报所在科室负责人相关诊疗情况，并监测病情变化，与工作小组保持联络。

③ 员工须做好每日体温监测，上报所在科室。以科室为单位，加强传染病相关防控知识培训，强调科室密切关注一周内出现 2 人以上发热的情况，相关管理按照《医院应对传染病感染工作方案》等相关规定执行。

（2）出现急性呼吸道症状的员工

再次询问员工的流行病史，有无聚集发热等情况，观察 3 天，若症状加重或常规药物治疗效果不佳，建议就诊，遵医嘱执行。

5. 干预措施

① 对已经出现高危症状的员工在一定范围内给予医学治疗

建议并进行反馈。

②联合相关行政职能部门，改善工作环境，对于高风险科室，增加防护用品供应和防控指导等，加强科室和个人防护。

③全员培训：根据不同风险科室，联合医院感染管理办公室等部门分层次进行传染病相关知识的培训。高风险科室，增加工作环境巡查频率，随时对员工进行抽查，落实各项消毒工作，对防控落实工作进行评估和督导；中风险科室，不定时对工作环境进行巡查，对于重点工作区域的人员要求同高风险科室；低风险科室，要求科室全体人员及时认真学习医院下发的培训材料，及时完成各项培训考核。

第四节　口腔科消毒供应室工作制度

（1）消毒供应室工作人员必须严格遵守消毒隔离制度，严格执行无菌操作及各种操作规程，严格按照高压蒸汽灭菌的程序进行消毒灭菌，保证供应物品绝对无菌，达到医药使用要求。

（2）消毒供应室工作人员应熟悉各种物品的性能、清洗、保养、消毒、灭菌方法。凡物品的灭菌日期超过一周或封口不严密，手术包潮湿、破损，未消毒物品和已消毒物品疑似混淆，一律全部重新进行消毒灭菌。

（3）消毒供应室工作人员在严格遵守劳动纪律，工作时不能擅自离开岗位，应严格掌握灭菌的温度、压力和时间，以保证灭菌效果。每锅消毒必须无菌效能监测，每月用生物指示剂监测并送化验室培养，并填写物品灭菌效果抽样检测化验单。

（4）消毒供应室工作人员应熟练掌握各种设备的操作方法及注意事项，做好高压灭菌器的保养清洁工作，使用前应检查消毒锅内各部件是否完好。定期监测高压灭菌器的无菌效能，注意做好维护工作，定期检查。

（5）消毒供应室内外要保持清洁卫生，定期打扫，坚持做到每周小扫除、每月大扫除。房间每天用紫外线照射消毒一次，每月使用紫外线强度指示卡测定紫外线灯辐照强度值是否达到使用要求，以便了解紫外线灯使用情况并及时进行更换。

（6）消毒供应室每天集中供应消毒，应登记科室名称，消毒物品名称、数量及消毒日期。消毒供应室工作人员须当面点清，逐一登记，认真管理，避免丢失，科室取物时如发现供应物品有错误或损坏，应立即通知消毒室工作人员，及时纠正或补换。

（7）消毒供应室工作人员根据消毒物品的数量及各科室的需求量随时调整消毒的时间和次数，以保证及时供应各科室的消毒物品并做到准确无误。

第五节　口腔科消毒供应室的基本要求

一、消毒供应室的布局要求

（一）消毒供应室分区

消毒供应室应分为去污区（清洗区）、检查包装区、灭菌区、无菌物品储存区（图12-2至图12-4），各区相对独立，有实际屏障隔断，物品由污到净，不交叉、不逆流；各区的物品经传递窗传递（图12-5）。区域内部通风、采光良好，地面防滑易清洗，天花板、墙壁无裂缝，建筑材料防水、便于清洗和消毒，污染物品处理台面应采用耐腐蚀、易冲洗、耐燃烧的面板。

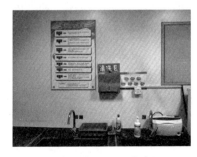

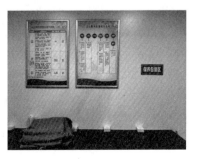

图 12-2　去污区（清洗区）　　　　图 12-3　检查包装区

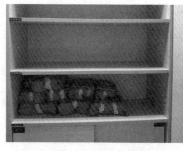

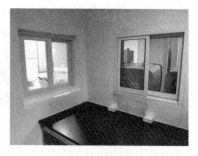

图 12-4　无菌物品储存区　　　　图 12-5　传递窗

（二）各区工作内容

（1）去污区主要完成重复使用的诊疗器械、辅助材料及设备容器的接收、分类、清洗消毒工作。

（2）检查包装区主要完成已清洁物品的检查、保养、包装工作。

（3）灭菌区完成器械消毒灭菌工作，该区域应有足够空间，以完成物品装载、卸载和冷却。

（4）无菌物品储存区用于存放无菌物品，一次性使用无菌物品须去除外包装后储存。储存区应通风良好，防尘、防潮、防虫、防包装刺破，需要定时清洁与消毒。

二、消毒供应室的设备

（一）去污区的设备

为了保证器械清洗质量，去污区应配备带滤网的流动水清洗槽，超声清洗机，自动牙科手机清洗消毒机，高压气枪、水枪（需安装压力表以显示压力），各种清洗刷子，干燥设备等（图 12-6 至图 12-9）。

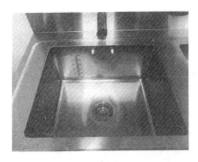

图 12-6 清洗槽

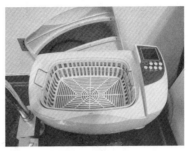

图 12-7 超声清洗机

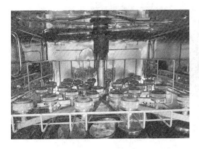

图 12-8 自动牙科手机清洗消毒机

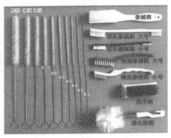

图 12-9 清洗刷子

（二）检查包装区的设备

检查包装区应配备器械检查包装台（图 12-10）、敷料柜、带光源放大镜（用于检查器械清洗质量）、注油机、医用塑封包装机（图 12-11）。

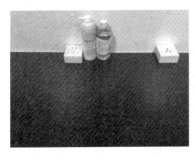

图 12-10 器械检查包装台

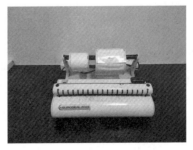

图 12-11 医用塑封包装机

（三）灭菌区的设备

灭菌区应配备压力蒸汽灭菌器（图 12-12），根据诊疗机构规模配备不同容量的灭菌器。带管腔的器械，如牙科手机等，需使用预真空灭菌器。

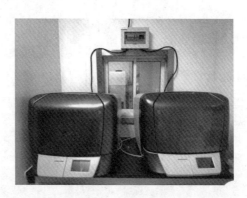

图 12-12　压力蒸汽灭菌器

第六节　口腔诊疗器械消毒管理制度

（1）为规范口腔诊疗器械消毒工作，保障医疗质量和医疗安全，预防和控制因口腔诊疗器械消毒问题导致的医源性感染，根据《医疗机构口腔诊疗器械消毒技术操作规范》，特制定本制度。

（2）从事口腔诊疗服务和口腔诊疗器械消毒工作的医务人员，应当掌握口腔诊疗器械消毒及个人防护等医院感染预防与控制方面的知识，遵循标准预防的原则，严格遵守消毒灭菌程序，落实消毒灭菌措施。

（3）口腔诊疗区域和口腔诊疗器械清洗、消毒区域应当分开，设专用的清洗消毒间，统一对口腔诊疗器械进行清洗、消毒、灭菌。

（4）清洗消毒间应布局合理，空间宽敞，通风良好，建筑材料防水，去污区、检查包装区、灭菌区、无菌物品储存区应当相对独立，房内面积和功能配置满足诊疗工作需要。

（5）根据口腔诊疗器械的危险程度及材质特点，选择适宜的消毒或者灭菌方法，并遵循以下原则：

①进入患者口腔内的所有诊疗器械，必须达到"一人一用一消毒或者灭菌"的要求。

②凡接触患者伤口、血液、破损黏膜或者进入人体无菌组织的各类口腔诊疗器械，包括牙科手机、车针、根管治疗器械、拔牙器械、手术治疗器械、牙周治疗器械、敷料等，使用前必须达到灭菌要求。

③接触患者完整黏膜、皮肤的口腔诊疗器械，包括口镜、探针、牙科钳子等口腔检查器械、各类用于辅助治疗的物理测量仪器、印模托盘、漱口杯等，使用前必须达到消毒要求。

④凡接触患者体液、血液的修复、正畸模型等物品，送技术室操作前必须消毒。

⑤牙科综合治疗台及其配套设施应每日清洁、消毒，遇污染应及时清洁、消毒。

⑥对口腔诊疗器械进行清洗、消毒或者灭菌的工作人员，在操作过程中应当做好个人防护工作。

⑦用消毒液进行诊疗器械消毒的，应在盛放容器表面注明消毒液名称、浓度、配制时间、有效期限，对含氯消毒液、过氧乙酸等易挥发的消毒剂应当每日监测浓度，对较稳定的消毒剂如2%戊二醛应当每周监测浓度；选择压力蒸汽灭菌的，灭菌物品应当外贴化学指示胶带，内放化学指示卡，且在外包装上注明物品名称、灭菌时间、有效期、灭菌人员。发放或使用器械前，检查包装是否完好，若发现包装破损、油包、落地包，应视为被污染不得发放和使用，应重新清洗灭菌。

（6）口腔诊疗过程中产生的医疗废物应当按照《医疗废物管理条例》及有关法规、规章的规定进行处理。

（7）医疗机构应当对口腔诊疗器械消毒与灭菌的效果进行监测，确保消毒、灭菌合格。

（8）对口腔诊疗器械消毒灭菌应当进行登记记录，记录内容应包含：消毒（灭菌）时间、物品名称、数量、消毒（灭菌）方法、消毒（灭菌）人员等，内容填写完整，记录真实。

第七节　口腔诊疗器械处理

口腔专业因诊疗操作的特殊性，复用诊疗器械种类繁多，交叉感染风险较高。在传染病防控期间，口腔复用诊疗器械显得更为重要。在医院条件允许的情况下，口腔诊疗器械应集中到消毒供应中心进行统一处理；暂时无法实现集中处理的医院，可在消毒室或器械处理区进行处理。器械处理区应相对独立，方便通向所有诊室且与手术室和口腔实验室分开。禁止将消毒室或器械处理区设置在公共通道处，这样可以最大程度减少污染器械通过清洁区域的机会，降低交叉感染的风险。器械处理区不管大小，都应遵循污染→清洁→灭菌→储存的规律，不交叉、不逆流，避免污染器械与灭菌器械混合。

一、器械回收与分类

传染病防控期间器械的回收清洗是交叉感染风险最高的环节。各诊室与消毒室工作人员应做好手卫生，严格按照穿戴和摘脱个人防护用品流程做好防护。

诊疗结束后，椅旁护士首先对诊疗中使用的口腔器械进行初步分拣。一次性针头等锐利器械置于锐器盒中，其他一次性物品放于医疗垃圾袋内，集中处理；可复用的口腔诊疗器械使用即效泡沫多酶清洁剂进行保湿，置于密闭容器中，由消毒工作人员集中回收到器械处理区，清点、核查无误后，根据材质、功能、处理方法分类放置（图 12-13）。每次使用后，回收容器应及时清洗、消毒、干燥备用。

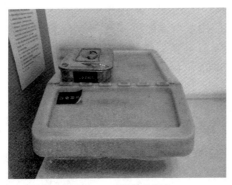

图 12-13　器械回收盒

二、器械清洗与消毒

清洗是去除医疗器械、器具和物品上污物的过程，是灭菌的前提和基础。

传染病流行期间，手术器械、牙科手机、吸引器头、吸唾器头、强吸头以及护目镜，均采用全自动清洗消毒机进行清洗消毒，湿热消毒温度≥90 ℃，时间≥5 min，或 A_0 值≥3000。吸引器头、吸唾器头、强吸头等，消毒后使用专用清洗毛刷螺旋式对管腔进行手工刷洗及压力水枪彻底冲洗。手工清洗后再次采用全自动清洗消毒机进行彻底清洗消毒。清洗工具、回收专用密闭容器可采用有效氯为 1000 mg/L 的含氯消毒液浸泡或擦拭消毒，作用 30 min，然后用流动水冲洗或清水擦拭干净，干燥存放，耐湿热清洗工具可选用机械清洗、热力消毒处理方法。

三、检查、保养与包装

（一）检查

工作人员首先进行手卫生，采用目测或使用光源放大镜对干燥后的每件器械、器具和物品进行清洗质量检查和性能完好测试。清洗不合格的重新处理，器械功能受损或锈蚀严重的及时维修或报废。

（二）保养

手术器械使用水溶性医用润滑剂进行器械保养。牙科手机、吸引器头、吸唾器头和强吸头均需使用压力气枪在防雾罩内或在吸水巾挡隔下再次进行干燥处理，使用专用保养油对牙科手机注油保养。护目镜消毒后系带仍未完全干燥，需使用低温真空干燥柜再次干燥，干燥温度不宜超过 60 ℃。

（三）包装

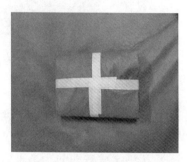

图 12-14　灭菌化学指示带

口腔器械应根据器械特点和使用频率选择包装材料，牙科小器械宜选用牙科器械盒盛装，口腔诊疗器械可采用储物盒盛装，手术器械宜用无纺布、棉布包装，由 2 层包装材料分 2 次包装，使用频率较低的器械和特殊需要的器械可采用纸塑袋包装。器械封包，包外应有灭菌化学指示带（图 12-14），并标有灭菌器编号、灭菌批次、灭菌日期及失效期，口腔门诊手术包的包内、器械盒内应有化学指示卡（图 12-15），纸塑袋、纸袋包装时应密封完整，密封宽度为 26 mm，包内器械距包装袋封口处应大于 2.5 cm（图 12-16）。管腔类物品应盘绕放置，保持管腔通畅；剪刀等轴节类器械不能完全锁扣；精细器械、锐器等应采取保护措施。

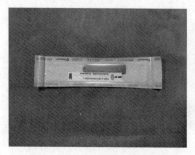

图 12-15　化学指示卡

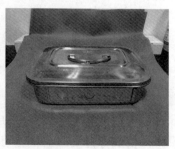

图 12-16　器械包装

第八节 疑似或确诊传染病感染患者复用医疗器械、器具和物品处置流程

参照《医疗机构消毒技术规范》（WS/T 367—2012）、《医院消毒供应中心 第 1 部分：管理规范》（WS 310.1—2016）、《医院消毒供应中心 第 2 部分：清洗消毒及灭菌技术操作规范》（WS 310.2—2016）相关要求，就疑似或确诊传染病感染患者复用医疗器械、器具和物品处置流程以及工作环境、人员防护提出如下建议。

一、基本原则

（1）疑似或确诊传染病感染患者尽可能使用一次性诊疗器械、器具和物品。

（2）疑似或确诊传染病感染患者如使用复用医疗器械、器具和物品，应在隔离诊室或发热门诊就诊，就地进行规范的消毒预处理之后再进行转运，防止感染扩散。

（3）消毒室应使用"特殊感染器械"专用密闭回收容器或专用密闭回收车，按照科室感染防控指定路线单独回收。运送工具固定使用，专区存放。

（4）消毒室去污区应设置传染病处置专区，有专用手工清洗池或浸泡清洗消毒用具。

（5）回收及处理特殊感染器械的工作人员相对固定，严格进行个人防护，禁止穿着个人防护用具离开处置专区，避免造成区域内交叉污染。

（6）去污区有独立新风系统的，须保证机组在正常运行状态，关闭回风，并对回风口过滤网进行每日消毒，无机械送风的可开窗通风或每日不少于 2 次使用空气消毒机空气消毒。

（7）医疗废物的处置应遵循《医疗废物管理条例》和《医疗卫生机构医疗废物管理办法》的要求，使用双层黄色医疗废物袋进行医疗废物处置。

二、人员防护

（1）回收工作人员做好隔离防护，戴一次性医用帽、一次性医用外科口罩或医用防护口罩、防护眼罩或防护面屏，穿防渗透隔离衣、工作鞋，戴双层乳胶手套。

（2）处置专区清洗人员戴一次性医用帽、一次性医用外科口罩或医用防护口罩、防护眼罩或防护面屏，穿防渗透隔离衣、防护鞋并套鞋套，戴双层乳胶手套。

（3）在操作中和结束后、穿脱隔离防护装备过程中，严格执行手消毒。

三、回收要求

（1）使用后的复用医疗器械，均应在隔离诊室就地进行消毒预处理，采用有效氯为 1000 mg/L 的含氯消毒液浸泡 30 min，被重度污染的采用有效氯为 2000 mg/L 的含氯消毒液浸泡 30 min，不耐湿的物品采用有效氯为 1000 mg/L 的含氯消毒液喷雾消毒方法，作用时间 30 min。

（2）消毒预处理后的器械、物品用双层防渗漏收集袋双层封扎，包外标注"××传染病"标识。

（3）回收工作人员携带专用密闭回收容器或专用密闭回收车在指定地点（隔离区域以外）进行物品交接，将密闭包装好的器械、物品放入专用密闭回收容器或专用密闭回收车后，更换外层手套并按照科室感染防控指定路线返回消毒室去污区。

（4）回收工作人员到达去污区的处置专区后，采用有效氯为 1000 mg/L 的含氯消毒液对回收容器和防渗漏收集袋外表面进行喷雾消毒处理。

回收的具体操作流程如下：

（1）准备工作

① 回收路线：回收工作人员按照科室感染防控指定路线，回收急诊、隔离诊室器械、物品。

② 人员准备：回收工作人员戴一次性医用帽、一次性医用

外科口罩或医用防护口罩、防护眼罩或防护面屏，穿防渗透隔离衣、工作鞋，戴双层乳胶手套。

③ 用物准备：专用密闭回收容器或专用密闭回收车、清洁乳胶手套。

（2）回收物品

① 单独回收，按照科室感染防控指定路线进入隔离诊室，在隔离区外与对方工作人员交接。

② 回收工作人员手持专用密闭回收容器外壁，打开盖子，对方工作人员将标有"××传染病"标识的器械、物品密闭包装放入专用密闭回收容器内，立即关闭容器，更换外层手套。

③ 按规定路线返回消毒室去污区。

④ 到达去污区，采用有效氯为 1000 mg/L 的含氯消毒液对回收容器和防渗漏收集袋外表面进行喷雾消毒处理。

⑤ 取出防渗漏收集袋进行下一步物品处理，操作过程中避免污染环境。

（3）终末处理

① 专用密闭回收容器及车辆可使用大型清洗消毒器清洗消毒。消毒要求：90 ℃消毒 5 min，A_0 值 ≥ 3000；也可采用有效氯为 1000 mg/L 的含氯消毒液浸泡或擦拭消毒，作用 30 min，再用流动水冲洗或清水擦拭，干燥存放。

② 回收工作人员脱掉防护用具，丢弃于双层黄色医疗废物袋内。

四、清洗消毒要求

（1）操作人员打开防渗漏收集袋，取出器械、物品，在专用手工清洗池或清洗消毒器中按照清洗→消毒→干燥→灭菌等常规流程进行处理。

（2）耐湿、耐热的物品首选机械清洗、热力消毒、压力蒸汽灭菌。不耐热的物品可选择手工清洗、化学消毒、低温灭菌。具体操作流程如下。

（1）准备工作

① 人员准备：处置专区清洗人员戴一次性医用帽、一次性医用外科口罩或医用防护口罩、防护眼罩或防护面屏，穿防渗透隔离衣、防护鞋并套鞋套，戴双层乳胶手套。

② 用物准备：处置专区、单独清洗水池、专用清洗工具、指定清洗消毒设备，以及其他与清洗消毒相关的用物。

（2）清洗消毒

① 耐湿热：首选机械清洗、热力消毒。器械、物品摆放于专用清洗架，选择 90 ℃、消毒时间 5 min、A_0 值≥3000 的清洗消毒程序，观察清洗消毒器运行情况，记录运行参数。

② 耐湿、不耐热：手工清洗、化学消毒。在处置专区进行手工刷洗，清洗步骤包括洗涤、漂洗、终末漂洗，然后用 75% 酒精消毒，低纤维布擦干；注意刷洗时要在流动水下进行。

③ 不耐湿：手工擦洗、化学消毒。在处置专区进行手工酶液擦洗，清水擦拭，75% 酒精消毒，低纤维布擦干。

五、环境与用物处理

（1）处置专区地面、工作台面及其他物品表面可采用有效氯为 1000 mg/L 的含氯消毒液擦拭消毒，作用 30 min 后再用清水擦拭；不耐腐蚀的物体表面用 75% 酒精擦拭消毒，每日工作结束后再进行终末消毒。

（2）专用密闭回收容器或专用密闭回收车可采用有效氯为 1000 mg/L 的含氯消毒液擦拭消毒，作用 30 min 后再用清水擦拭；或直接进入大型清洗消毒器进行机械清洗、热力消毒。

（3）清洗池和清洗工具可采用有效氯为 1000 mg/L 的含氯消毒液浸泡或擦拭消毒，作用 30 min，用流动水冲洗或清水擦拭干净，干燥存放；耐湿热清洗工具可选用机械清洗、热力消毒。

（4）处置专区的医用清洗剂、消毒剂现配现用，清洗工具及清洗消毒器一用一消毒。

（5）回收和处置专区工作人员接触或处置污染物品后严格遵循穿脱隔离衣要求脱掉防护装备，一次性隔离衣及一次性防护装备丢弃于双层黄色医疗废物袋，按感染性医用废物处理。

第九节 牙科综合治疗台水路的维护、消毒规范

一、维护规范

牙科综合治疗台上的水路包括三用气枪、高速牙科手机、低速牙科手机、超声波洁牙机及漱口池的连接水管。

（1）牙科综合治疗台用水选择反渗透水。

（2）反渗透水系统消毒按照牙科综合治疗台生产厂家使用说明进行。

（3）每日工作开始前应对牙科综合治疗台水路冲洗 2~3 min。

（4）每次治疗结束后，摘下牙科手机、三用气枪工作尖和超声波洁牙手柄之前，踩脚踏控制板各冲洗 30 s。

（5）怀疑与牙科综合治疗台水系统有关的疾病暴发时，对牙科综合治疗台水系统进行检测。

（6）每日下班后，从牙椅上摘下所有的牙科手机、三用气枪工作尖和超声波洁牙手柄，冲洗各连接水管 2 min，升高牙椅至功能位，关闭牙椅电源，既能抑制细菌的生长和繁殖，又有利于延长牙椅的使用期。

（7）如遇特殊状况使用独立储水罐，独立储水罐内的水应选用纯净水或蒸馏水，独立储水罐内的水应定期更换，使用时间不宜超过 24 h。每周应对独立储水罐进行清洁消毒。遇独立储水罐内水浑浊、有异味或其他污染时应即刻进行清洁消毒。每日治疗结束后应将独立储水罐中的水及水管内的水排空。

二、消毒规范

（1）牙科综合治疗台在每次使用后均应对其临床接触面进行清洁消毒（使用消毒湿巾或有效氯为 1000 mg/L 的含氯消毒液擦拭）。在每次治疗前使用防护膜进行覆盖，使用覆盖方式进行隔离时需要检查隔离效果，遇渗漏、破损等情况需清洁消毒

后再覆盖防护膜。

（2）难以清洁的物体表面宜选用防护膜进行覆盖，每位患者使用后更换新的防护膜。

（3）每日进行治疗前排出管道滞留水（每日开诊前，冲洗水路 2 min，排出各管道滞留水）。

（4）治疗过程中只触摸防护膜覆盖的部位。

（5）治疗结束后消毒、冲洗吸唾管道，去除防护膜后清洁物体表面。

（6）每日下班后终末消毒（按照传染病防控要求做好个人防护，使用消毒湿巾或有效氯为 1000 mg/L 的含氯消毒液擦拭三用气枪、慢机马达、托盘、牙椅表面、吸管接头、接触点、痰盂外周），冲洗各连接水管 2 min。水路消毒需完成以下几项。

① 吸唾管道用有效氯为 1000 mg/L 的含氯消毒液进行冲洗。

② 使用专用于痰盂的消毒液消毒痰盂下水道。

③ 升高牙椅至功能位，关闭牙椅电源（1 h 后或第二天早上打开牙椅电源，抽吸清水 1000 mL 以上，冲洗吸唾管道、痰盂下水道）。

第十节　口腔门诊诊疗环境卫生监测制度

（1）诊疗区环境整齐，通风良好，光线充足，布局合理。

（2）诊疗区采用独立单间，诊疗区地面、墙壁、天花板采用光滑易清洁、防水防火防尘的材料装饰。

（3）应保持环境整洁，每日清洁，遇有血液或体液污染时应即刻清洁和消毒。

（4）洗手池与牙椅数目比例为 2∶1，洗手设施应完善，包括感应水龙头、流动水、清洁剂、干手设施（擦手纸）等，有手卫生指引。诊疗区内的洗手池应保持清洁。

（5）每日用含醇类消毒湿巾或有效氯为 1000 mg/L 的含氯消毒液擦拭各区域的台面、牙科综合治疗台及其配套设施，遇污染时及时清洁和消毒，并使用防护膜覆盖牙椅的器械台面、把手、照明灯把手、控制面板、三用气枪手柄、吸唾管连接处。

（6）诊疗前，清洁牙科综合治疗台水路及下水管道，按照传染病防控要求为医护人员及患者准备好个人防护用品。

（7）诊疗中，医护人员戴手套操作时应避免接触防护膜覆盖以外的部位，以减少对周围环境的污染。诊疗过程中还应采用避污隔离技术。

（8）诊疗后，一次性使用物品遵循"一人一用一弃"，使用后进行分类收集，包括手套、患者的胸巾、治疗巾、吸唾管、防护膜等。一次性口镜、镊子、探针、玻璃、废用钻针、弓丝、扩锉针等用后置于锐器盒内。可重复使用器械遵循"一人一用一灭菌"，各种器械预清洁后，保湿密闭送消毒室集中处理。

（9）全天诊疗结束后，冲洗牙科综合治疗台水路 2 min，超声波洁牙机水路保持干燥过夜。用消毒液冲洗吸唾管道、痰盂及其下水管道。诊室不过夜存放污染器械。

（10）科室每季度进行一次环境卫生监测，医院每季度对科室进行一次环境卫生监测。协助区、市疾病预防控制中心工作人员来科室进行卫生监测。

（11）科室安排一名感控护士负责根据医院制定的防控指导意见实时指导科室做好诊疗过程中的风险评估，并对工作中可能存在的感控问题进行督查、指导与考核；负责科室感染病例、消毒效果及环境卫生重点专科的监测和分析，提出防控措施并指导实施，反馈存在的问题。

第十一节　门诊物资管理

根据传染病的传播特点，在传染病防控下进行诊疗工作，防护用品和消毒剂的使用量会大大增加。传染病防控期间，各类防护用品尤其是关键短缺防护物资均为战略管控物资，除建立多种途径应急补充外，还应加强现有物资的管理及调配使用，建立严格、可追溯的入库和应用痕迹管理制度，这些都是传染病防控期间的重要内容。按照集中管理、统一调配、平时服务、灾时应急、采储结合、节约高效的管理原则，确保传染病防控期间应急物资保障有序有力。

一、物资发放

为保障传染病防控期诊疗期间物资配备的完整性与快速性，门诊建议开设三处物资发放单元：标准防护物资发放处、分级防护物资发放处、诊疗物资供应处。门诊所有工作人员按照规定流程领取防护物资，穿戴防护用品，开展相应工作。分级防护物资及诊疗物资由医院物资管理部门按需定时补给。

二、物资回收与处理

根据传染病防控期诊疗运行特点以及感控原则，可将回收物资分为可复用诊疗器材、可复用织物及直接废弃物三类，这三类物资按照相应途径进行回收与处理。

（1）可复用诊疗器材：诊疗结束后由感控护士按照医院污染诊疗器材管理流程回收和处理。

（2）可复用织物：门诊工作人员每日更换可复用织物防护服，并统一归存于污物暂存处。由固定保洁人员按照医院可复用织物管理流程回收和处理。

（3）直接废弃物：由医疗污染物处理人员分类收集，按照医院直接废弃物管理流程转运与处理。

三、应急防护物资的管理

（1）每日检查日常储备应急防护物资的数量、种类、有效期。与医院疾病预防控制科、医学工程科充分沟通，如需补充应急防护物资，立即申领、采购。

（2）关注传染病流行情况，详细了解国家、属地的应急方案。根据各类医务人员防护配置要求和环境消毒技术操作要求申领应急防护物资。

（3）根据应急防护物资每日使用量推断申领量。

（4）做好应急防护物资分级分区使用管理，将有限的资源优先保障高风险操作、高风险人员，避免过度无序的使用造成资源浪费。

（5）每日物资监控数据按要求及时、准确地填报。

（6）做好与应急防护物资调配使用相关的信息沟通联络与协调对接。

（7）定期总结经验，适当调整应急防护物资储备的品类、规模、结构，提升储备效能。

四、消毒剂的管理

（一）消毒剂的选择

选择消毒剂不仅要考虑对病毒的有效性，而且尽可能地选择易获得、对被消毒物品和环境的损害性小、对人体毒性低、经济性好的消毒剂。75%酒精和含氯消毒液为医疗机构常用消毒剂，为传染病防控首选。两者具体对比见表12-10。

表 12-10　消毒剂对比

名称	类型	适用于	优点	缺点
75%酒精	中效消毒剂	手、身体其他部位皮肤、物体表面及诊疗器具的消毒	对消毒物品几乎无损害，用后无残留	易燃易爆，小范围、小面积擦拭使用，禁止大面积喷洒使用
含氯消毒液	高效消毒剂	物体表面、分泌物、排泄物等的消毒	消毒作用强	具有氧化性，对部分消毒物品有损害

（二）消毒剂的储存

各类消毒剂均应在符合规定的库房储存。

1. 75%酒精的库房储存要求

（1）75%酒精属于易燃液体，其使用应严格遵守国家危险化学品安全管理法律法规、标准规范。

（2）大量储存时，应放于符合要求的专用库房内，严禁同库存有与乙醇能反应的禁忌物。

（3）库房应符合危险化学品存放安全条件并配备干粉灭火器、二氧化碳灭火器等消防器材。

（4）库房内储存的 75% 酒精的最大包装不应大于 25 L。

（5）库房内外设置视频监控，信息保存大于 90 天。

（6）专人专管，用多少领多少，出入库有详细记录，并严格遵守安全操作规程。

2. 次氯酸钠溶液的库房储存要求

（1）必须储存在阴凉、通风的库房，远离火种、热源，库房温度不超过 30 ℃。

（2）包装要求密封，不可与空气接触。应与还原剂、酸类、易（可）燃物等分开存放，切忌混储。不宜大量储存或久存。

（3）搬运时，轻装轻卸，防止包装及容器损坏，禁止震动、撞击和摩擦。

（4）专人专管，管理人员熟知次氯酸钠溶液的性质和安全管理常识，次氯酸钠溶液出入库有详细记录。

第十二节　工作人员心理管理

传染病防控期间，患者、医护人员和普通大众都承受着不同程度的心理压力，存在不同程度的焦虑、抑郁及恐慌不安等心理问题，针对不同群体的心理危机干预在疾病控制的整体部署中起着至关重要的作用。医护人员作为一线主力军，为患者提供照护的过程中与患者直接接触，属于心理防护的一级高危风险人群，必须向一线医护人员提供必要的心理支持。

一、传染病防控期间医护人员心理问题

1. 恐惧与无助

在连续高强度、超负荷工作的情况下，面对传染病流行形势的严峻、执行操作的艰难与职业暴露高风险，医护人员内心充满恐惧与无助。传染病防护期间，一线医护人员不仅要穿厚

重的防护服，戴双层手套与口罩，还要戴上护目镜与防护面屏，这些防护措施增加了医护人员执行操作的难度，从而使医护人员更加恐惧。

2. 焦虑与担忧

每个人都有着多样的角色，承担着各种各样的社会责任。在工作中是医护人员，在家庭中，或是儿女，或身为父母，或是配偶。一线医护人员在抢救生命的同时，自己的生命也可能受到威胁。因此，在传染病防控期间，医护人员易产生焦虑情绪。

3. 躯体化症状

躯体化是一种体验和表述躯体不适与躯体症状的倾向，这类躯体不适和躯体症状应用目前的实验室检测手段无法发现其相应器官病理基础的证据，或者症状表现与检查结果不对称。躯体化是心理障碍的一种表现形式，如抑郁症患者的躯体化症状。一线医护人员最常见的躯体化症状为失眠。

4. 救死扶伤的自豪与救助失败的挫败

职业的神圣使命感与救死扶伤的自豪感都是医护人员主动请缨参加一线工作的动力源泉，然而工作中难免会遇到不如意之事，可能会有超出预期的事情发生，有可能导致医护人员产生心理落差。

二、干预措施

1. 加强护理工作人员的岗前训练

对护理工作人员进行完善的岗前训练，训练包括：明确各班的职责；熟练穿戴个人防护用品；学习各类传染病知识及各种应急反应识别、传染病防控期间的处理方法及预防措施，团队协作与医患沟通等技巧；做好必要的心理应对措施。

2. 完善各项措施，保证信息通畅

通过电话、电视、文件、网络及时通报本地、全国传染病防治信息，让医护人员全面了解传染病情况、上级领导的指示精神和最新的科学防控措施等。

3. 完善心理健康教育

指导全体医护人员接受现实中遭遇的任何困难及相关的心理冲突，教育全体医护人员传染病防控期间参加一线工作既是一次前所未有的挑战，也是一次人生际遇，通过传染病事件的锻炼可以促使自己的人格进一步升华，解决问题的能力得到进一步提高。

4. 给予心理疏导，促使自我减压

不定期通过电话、社交软件等了解一线医护人员的工作状态、身体状况及生活需求，鼓励其通过倾诉释放心理压力，充分传达家人、领导、同事对他们的关爱、期待和关注，帮助他们解决生活中的困难，并组织心理科医生定期对一线医护人员进行心理疏导，促使他们及时排解工作中的压力和困惑，并在轻松愉悦的谈话中给予一种积极的暗示，帮助他们宣泄负面情绪，保持心态稳定。

5. 安排弹性值班

缩短工作时长，有效减少体能的消耗，增加休息时间，特殊情况下根据工作量随时增减医护人员。

第十三章 传染病防控期间口腔科病区感染控制规范

第一节 口腔科病区空间布局

由于传染性疾病种类繁多、传染性极强，加之口腔诊疗的特殊性，口腔医务人员及相关工作人员的感染风险显著增高，为传染病防控期间口腔科的运行与管理带来了巨大的挑战。在传染病防控期间，应将口腔科病房进行合理划分。按照各区域的功能和特点，有针对性地制定人员及物品管理、防护措施及消毒标准等方案，确保口腔科病房做到传染病防控和诊疗工作不偏不倚、重点突出。

一、布局划分

传染病防控期间，应按照病区各区域相应功能将整体空间进行划分，分类、分级管理，可将病区划分为入口处、诊疗区、行政办公区、病房、公共生活区五大类，具体划分为 12 个区域，各区域的名称及功能见表 13-1。

表 13-1 各区域的名称及功能

区域	人员	功能
入口体温监测处	护理员	监测体温、登记人员信息、查验个人防护措施、禁止探视人员
护士站	医护人员	查看身份证及传染病检测阴性报告，办理入院手续、处理医嘱、护患沟通及其他医护事宜

续表

区域	人员	功能
医生办公室	医护人员	下达医嘱、会诊、医护会议、医患沟通及各项医护工作
治疗室	治疗护士	配置药液、执行无菌操作等
检查室	医护人员	病房诊疗、急诊诊疗等
处置室	医护人员	处置污染医疗器械，进行清洗、消毒
垃圾暂存处	感控护士、卫生员	集中存管医疗垃圾，定时回收
病房	住院患者、陪护人员	患者休息、治疗
开水间	住院患者、陪护人员	开水应、微波炉供
污水间	卫生员	清洗拖把、布巾
更衣室	医护人员	医护人员更换衣物
走廊及公共区域	病区人员	公共区域

二、物品管理

物品管理是病区诊疗工作合理运行和传染病防控工作稳定进行的重要保障。为充分发挥各区域功能，按照各区域特点配齐相应的物品，以满足各区域的使用需求。各区域的物品配备见表13-2。

表13-2　各区域的物品配备

区域	物品
入口体温监测处	电子体温计、免洗消毒液、75%酒精、含氯消毒液、外来人员登记本、每日物品表面消毒登记本等
护士站	电子体温计、免洗消毒液、含氯消毒液等
医生办公室	免洗消毒液、含氯消毒液等
治疗室	循环空气消毒机、免洗消毒液、含氯消毒液、75%酒精等

续表

区域	物品
检查室	循环空气消毒机、紫外线灯、免洗消毒液、含氯消毒液、75%酒精等
处置室	循环空气消毒机、免洗消毒液、含氯消毒液、75%酒精等
垃圾暂存处	含氯消毒液、医疗垃圾箱等
病房	移动式空气消毒机、臭氧床单位消毒机、免洗消毒液
开水间	免洗消毒液等
污水间	免洗消毒液、含氯消毒液等
更衣室	免洗消毒液、含氯消毒液等
走廊及公共区域	免洗消毒液、含氯消毒液等

三、消毒标准

在工作的过程中每个区域会有不同程度的人员与物品的集中与接触，为传染病防控工作增加了风险，所以对每个区域的物品进行正确消毒是传染病防控的重要工作。根据接触人群和布局特点不同，物品及环境的消毒标准也有所不同。其中，使用频繁的诊疗区域应加强消毒管理。相对无菌的治疗区域和公共生活区等人员相对分散且固定的区域，在保证防控效率的前提下可相对调整消毒要求。各物品、区域的具体消毒标准见表13-3。

表 13-3　各物品、区域的具体消毒标准

物品或区域	消毒方式	频次
电子体温计	用75%酒精擦拭	一用一消毒
水银体温计	用1∶3金星消毒液浸泡	使用后
登记处台面	用有效氯为 1000 mg/L 的含氯消毒液擦拭	2次/天
医护办公台面	用有效氯为 500 mg/L 的含氯消毒液擦拭	2次/天

续表

物品或区域	消毒方式	频次
治疗室台面	用有效氯为 500 mg/L 的含氯消毒液擦拭	2 次/天
牙椅	用有效氯为 1000 mg/L 的含氯消毒液擦拭	一用一消毒
垃圾暂存处	用有效氯为 1000 mg/L 的含氯消毒液擦拭/喷洒	转运后
病房地面	用有效氯为 1000 mg/L 的含氯消毒液拖地	2 次/天
检查室地面	用有效氯为 1000 mg/L 的含氯消毒液拖地	1 次/2 h
空气	开窗通风/移动式循环空气消毒机	2 次/天

第二节　消毒制度

一、环境及物体表面消毒管理

（一）空气消毒

加强病房通风换气，每日用循环空气消毒机进行空气消毒 2 次。

（二）物体和医疗设备表面消毒

普通物体表面（如床单元等）应在每日清洁 2 次的基础上，每周使用有效氯为 500 mg/L 的含氯消毒液消毒，医疗设备表面清洁和消毒频次同普通物体表面，消毒时可采用 75%酒精或消毒湿巾或有效氯为 500 mg/L 的含氯消毒液（使用前评估腐蚀性）。当物体和医疗设备受到明显污染时，先用吸湿材料去除可见的污染物，然后再清洁和消毒。

（三）地面、墙壁消毒

地面、墙壁无明显污染时，采用湿式清洁。有肉眼可见的污染物时，应先完全清除污染再消毒。地面消毒采用有效氯为 400~700 mg/L 的含氯消毒液擦拭，作用 30 min。

（四）床上用品消毒

被褥、枕芯、垫褥等终末处理时，如无肉眼可见污染，可用床单位消毒机进行密闭消毒，遇污染应及时更换、清洗与消毒，必要时可按医疗废物处理。确诊传染性疾病患者使用过的床单、被套、枕套无肉眼可见污染时，将它们放入黄色垃圾袋，袋外贴上"××传染病感染"字样，密闭后送至消毒供应中心消毒；被褥、枕芯、垫褥等无肉眼可见污染时，用床单位消毒机进行密闭消毒。确诊传染性疾病患者使用过的上述物品，必要时均可按医疗废物处理。

（五）办公区和休息区消毒

加强通风换气和空气消毒，值班室和办公室等人群相对集中的区域尽可能开窗通风；值班室每日用空气消毒机消毒 1 次，每次至少 30 min；采用中央空调的医院宜采用全新风方式运行，出现疑似或确诊传染病感染患者时应停止使用中央空调。做好环境卫生，对键盘、鼠标、对讲机、移动查房车等各类物体表面以及值班室和示教室等人群相对集中的区域执行清洁和擦拭消毒（每日用有效氯为 500 mg/L 的含氯消毒液消毒），由专人监督落实。

二、消毒人员防护

（一）一级防护

进入病区或不直接接触患者的消毒人员按一级防护着装，戴一次性工作帽、一次性医用外科口罩、一次性乳胶手套，外部套长袖橡胶手套，穿工作服（白大褂）。使用刺激性消毒药品如含氯消毒液、过氧化物消毒液时应佩戴防护眼镜。

（二）二级防护

进入病区直接接触患者的消毒人员按二级防护着装，戴一次性工作帽、医用防护口罩（N95 或 N99）、防护眼镜（或防护面罩）、一次性乳胶手套，穿防护服或工作服（白大褂）外套一次性防护服、一次性鞋套。

（三）三级防护

处置可能发生喷溅的液体废物，具备条件时消毒人员应按三级防护着装，戴一次性工作帽、全面型呼吸防护器或正压式头套、医用防护口罩（N95 或 N99），穿防护服或工作服（白大裈）外套一次性防护服，戴一次性乳胶手套，穿一次性鞋套。如不具备三级防护条件也可按二级防护着装，但应加强处置后的自身消毒。

第三节　口腔科病区管理

一、入院病区管理

在患者初诊时进行全方位的管控以及尽可能切断感染源是预防传染病的关键。医院通过官方公众号、网上问诊平台、电话通知、门诊电子屏等多种途径告知患者传染病防控期间口腔科收治患者的原则。控制科室收容，不主动联系外地患者来院就诊，因病情较重、患者出发地无力救治的，需了解患者出发地的传染病流行情况、传染病检测的情况，并告知患者医院当地的传染病防控政策，将患者收治于过渡病房救治，落实传染病检测要求后，转入普通病房。对自行来院的急诊患者，科室要积极响应急诊科会诊申请，按照收治范围及时收入科室，不得推诿、拖延或拒收，必要时可进行快速传染病检测。

（一）收治病种

口腔颌面部肿瘤、口腔颌面部外伤（软组织挫裂伤、颌面部骨折）、口腔颌面部间隙感染、严重的颌骨骨髓炎以及其他需要及时手术治疗的疾病。

（二）入院标准

（1）排除十大症状：发热、干咳、乏力、嗅觉味觉减退、鼻塞、流涕、咽痛、结膜炎、肌痛和腹泻。无流行病史的轻症患者先收治留观病房，有流行病史的轻症患者收发热门诊，排除传染病后转专科病房。

（2）传染病检测：传染病防控期间，前7天内未离开过医院所在地的，需48 h内传染病检测阴性报告；前7天内外地来或返回医院所在地的，需提供3天2次（间隔24 h以上）医院所在地传染病检测阴性报告。

（3）暂缓收治：① 确诊/疑似传染病感染未治愈的患者；② 4 周内与确诊/疑似传染病感染患者有密切接触史的患者；③ 4 周内有传染病高发区域旅居史的患者；④ 2 周内有发热、咳嗽病史的患者；⑤ 胸部 CT 提示不排除传染病的患者。指导暂缓收治的患者至发热门诊进行排查或居家隔离，后期由护士随访重新预约入院时间。

（三）设置过渡病房

科室在预留展开床位数的 10% 作为过渡病房的基础上，结合本科室实际，再腾出一定床位，用于收治病情较重、急需入院，但只有 1 次传染病检测结果的患者，实时床位使用率不得超过 90%。入院患者安置在过渡病房，严密观察 3 天，观察期间如无"十大症状"再转入普通病房。固定有丰富临床经验、临床操作技能娴熟的护士专门在过渡病房工作；医护人员进行一级防护（戴医用外科口罩、医用圆帽，做有飞溅风险的操作时使用隔离衣和护目镜，接触血液、体液、分泌物或排泄物时，加戴乳胶手套），在做治疗前在床尾给患者进行宣教，宣教内容为此次治疗的目的和可能的不良反应，并嘱咐患者在护士进行静脉穿刺等治疗时头偏向护士操作的另一侧，暂时不要说话，向患者做好解释工作。

（四）入口人员、物品要求

（1）入口人员管理制度

科室病区入口门禁处安排值班人员值班，且不得有脱岗现象；同时使用好门禁。

（2）入口处放置物品要求

① 小车或桌椅，用 1∶100 的 84 消毒液每日擦拭 3 次并登记。

② 需配置测温仪、免洗消毒液、登记本。

二、入院流程

（一）通知预检

门诊医生或护士电话通知患者是否符合入院标准，符合入院标准的患者由门诊医生开具入院证明。

（二）办理手续

患者或其家属携住院证明至住院登记处填写相关信息，住院登记处工作人员核验医保卡，开具入院通知单，患者或其家属到住院收费处，交付押金。

（三）病区入科

相关楼层保安查验入院通知单及符合入院标准的传染病检测阴性报告，限制陪护人数。护士在科室入口处再次核查患者及其家属的体温、传染病检测阴性报告、入院通知单。

（四）责任护士筛查

责任护士对患者及其家属进行流行病史调查并指导患者及其家属签字，核查传染病检测阴性报告，登记在册。

（五）入院宣教

责任护士接待患者至病房，进行自我介绍，妥善安置患者于病床，插上床头牌，向患者及其家属介绍主管医生、护士、病区护士长、床头灯、呼叫铃、摇床把、护栏、电视遥控、卫生间、沐浴间使用方法，告知患者及其家属病区作息时间、查房时间、治疗时间、探视时间，传染病防护期间陪护、探视制度，贵重物品安全保管要求、个人生活用品摆放要求等，向患者及其家属介绍病区环境，如护士站、治疗室、开水间、医生办公室、主任办公室、衣服晾晒场所，告知患者标本留取方法与放置地点。根据病情给予防烫伤、坠床、跌倒等提示。

三、入院患者及陪护管理

（一）封闭管理制度

传染病防控期间，口腔科病房设置隔离区域。在院患者为单人单间收治，住院期间需戴口罩，测量体温，3 次/天；非必要情况下活动范围不超出病房。

（二）探视制度

患者住院期间限制亲友探视，需要陪护的患者需由医生根据患者的自理能力及病情开具陪护人员医嘱，并由护士发放陪护证。

（三）陪护管理制度

（1）陪护人员来院时必须严格进行流行病史筛查及签署承诺书，且固定1人，中途不得轮换。

（2）陪护人员需减少在病区公共区域随意进出次数，每天监测体温3次。

（3）统一在院内订餐，避免外出用餐。

（4）在院期间如出现咳嗽、胸闷、发热等不适，应立即报告医护人员。

四、围手术期防控管理

（一）术前患者管理

（1）患者进入病区后直接进入护士指定的单人病房；需医学观察3天，无发热、咳嗽、乏力等症状方可安排手术。

（2）询问患者病史、查体、护理评估均在病房中完成。

（3）修订术前宣教内容，加入传染病相关知识，并制作成宣教手册发放给患者；向患者、陪护人员介绍手卫生方法；嘱患者、陪护人员正确佩戴口罩，主动开窗通风，保持社交距离。

（4）通知营养科安排病员餐，将餐送至病房入口处，由门禁管理人员配送至每个病房。

（5）术前检查：常规筛查胸部CT，建议根据患者病情做好限期手术安排，有序开展择期手术，并做好与患者的解释沟通。加强术前麻醉评估和综合评估，结合患者体温监测结果和流行病史的调查情况再次筛查。在患者知情同意书中明确告知手术风险及传染病带来的附加风险，患者及其家属签字同意后，方可进行手术。

（二）术后患者管理

（1）全麻手术患者术后返回病房进行6~8 h的隔离监护，由于颌面部解剖特点，为确保术后患者气道通畅，按需吸痰，保持口内伤口清洁，如需要进行口腔冲洗等有飞溅的护理操作，责任护士需采取二级防护进行操作。

（2）术后密切观察患者的生命体征及病情变化，对症给予消肿、抗炎、止血及支持治疗等。除专科情况外还要注意患者体温变化，患者出现发热、呼吸困难、血氧饱和度下降等情况时，应与颌面部肿胀等手术并发症相鉴别。

（3）管床医生需每日查看所管患者，查房后通过缓冲区消毒，进入医生办公室书写相关医疗文书，完成临床工作后离开病房，保持通信畅通；术后换药等治疗均在患者病室内完成，医生采用二级防护，换完药后将污物、器械等放置于污物箱，告知保洁员进行病房的消毒处理等。

（4）注重患者的心理管理，管床医生与患者建立通信联系，确保患者可以第一时间联系到自己的管床医生；责任护士每日对患者进行心理状态评估，帮助患者解决问题，疏导不良情绪；责任护士指导患者在病房内开展相应的康复锻炼，为每位患者制定个性化的运动方案，督促患者落实；出院前进行疾病知识与出院手续办理的相关宣教。

（5）患者出院后，护士通过电话进行回访，询问患者治疗效果和身体状况；询问患者及其陪护人员有无发烧及咳嗽等症状；患者如有疑问，也可线上咨询，医生线上给予相关指导。

五、病区日常管理

（一）病区消毒常规

整个病区（病房、医生办公室、换药室、准备室、治疗室、医护值班室、更衣室、卫生间等）每日开窗通风 2 次，每次 30 min；每日用紫外线、负离子消毒房间 1 次，每次 1 h；用有效氯为 500 mg/L 的含氯消毒液进行空气喷雾消毒，每日 2 次；地面、窗台及物体表面每日用有效氯为 1000 mg/L 的含氯消毒液拖地及擦拭，每日 2 次。确保不留死角、没有盲区。每次消毒后做好登记。

（二）病区管理制度

（1）病区内除患者外，所有人员要严格按规范佩戴口罩。若患者离开自己所在的病房活动，则必须戴好口罩。

（2）各类人员均应严格做到手卫生，各病区环境、物品消毒严格按照疾病预防控制科要求执行。

（3）所有人员均需进行体温监测，一旦出现发热、咳嗽、腹泻、乏力等症状，及时主动到发热门诊就医。

（4）加强人员筛查。住院分诊相关人员要严格落实查验要求，对所有住院患者和本科室职工开展发热及呼吸道症状、流行病史排查工作，对于传染病患者的密接、次密接严格核实行程和有无接触外来人员情况，并及时上报疾病预防控制科，配合做好相应隔离、防护措施。

（5）从严强化院感防控。严格执行医院环境清洁与消毒制度，加强对诊疗环境（物体表面、地面等）的消毒管理，防止医疗机构内发生交叉感染。加强病室内环境、床单元等物品表面的清洁消毒落实和督察。

（三）病区工作人员管理制度

（1）科室做好工作人员宣教，避科室工作人员免乘坐公共交通工具，严禁前往人员密集场所，降低传播风险。

（2）加强科室工作人员传染病防护理论与操作培训，并按要求登记、上报，使他们熟知应急预案。

（3）传染病防控期间实行弹性排班，按工作量合理安排上班人员。

（4）关注科室工作人员的身心健康，了解他们的家庭情况，包括其家庭成员的身体情况，是否存在与确诊传染病患者的密切接触史等。对家庭情况困难，存在现实生活矛盾等问题的工作人员，要加强关心和给予帮助。

（5）区分外出支援员工、过渡病房员工、在家隔离员工、普通病房员工层次，制定相应管理措施。比如，对于外出支援员工，要指定专人每天联系，掌握情况，积极排忧解难；对于过渡病房员工，要加强日常防护检查和关心；对于在家隔离员工，要坚持收集数据，加强心理疏导，随时关注变化；对于普通病房员工，要合理排班，确保其身体保持良好状态。

第四节　疑似或确诊传染病感染患者应急预案

为进一步加强口腔科传染病防控工作，提高传染病防治能力，有效控制传染病流行，快速切断传播途径，防止疾病扩散蔓延，最大限度降低传染病在院内交叉传播风险，保障医疗质量和医疗安全，确保病区工作人员和住院患者及其家属安全，依据《中华人民共和国传染病防治法》的要求，结合口腔科实际情况，制订口腔科非隔离病区出现疑似或确诊传染病感染患者的隔离应急处置预案，如图 13-1 所示。

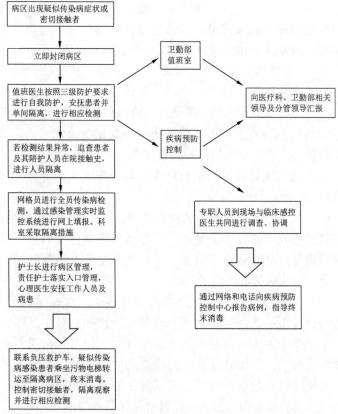

图 13-1　疑似或确诊传染病感染患者的隔离应急处置预案

参考文献

［1］沈笑菊，丘德英．新冠肺炎疫情常态化专科医院预检分诊管理实践［J］．基层医学论坛，2022，26（3）：108-111.

［2］安娜，岳林，赵彬．对口腔诊室中飞沫和气溶胶的认知与感染防控措施［J］．中华口腔医学杂志，2020（4）：223-228.

［3］华成舸，刘治清，王晴，等．从新型冠状病毒肺炎疫情防控看传染病流行期口腔门诊管理策略［J］．华西口腔医学杂志，2020，38（2）：117-121.

［4］潘剑，曹昊天，刘济远，等．口腔医护人员传染病职业暴露危险因素及防护［J］．国际口腔医学杂志，2020，47（3）：366-372.

［5］马丽辉，李秀娥．口腔门诊护理操作常规与综合管理手册［M］．北京：人民卫生出版社，2019.

［6］高玉琴．口腔护理临床操作流程［M］．沈阳：辽宁科学技术出版社，2018.

［7］丁淑贞，丁全峰．口腔科临床护理［M］．北京：中国协和医科大学出版社，2016.

［8］韩冰，张茗，胡文华，等．新型冠状病毒肺炎疫情期口腔医院护理管理规范（五）———喷溅治疗的护理配合与防护［J］．实用口腔医学杂志，2020，36（2）：231-232.

［9］钟昌萍，张芸，刘锐．国内口腔诊疗中四手操作和六手操作的应用现状及问题分析［J］．中华护理杂志，2014，49（11）：1405-1408.

［10］周小燕，贺凌飞，杨慧敏．诊疗前使用消毒漱口水漱口对口腔诊室空气质量的影响［J］．护理研究，2015，29（7C）：2639-2640.